Mit freundlicher Empfehlung
überreicht von

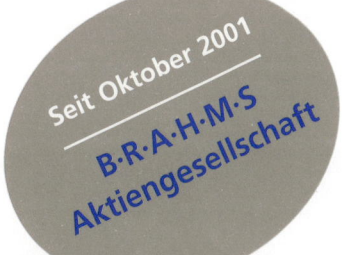

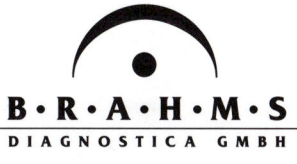

Procalcitonin

Ein neuer, innovativer Infektionsparameter

Biochemische und klinische Aspekte

Dr. med. Michael Meisner

3., überarbeitete und erweiterte Auflage
57 Abbildungen, 23 Tabellen

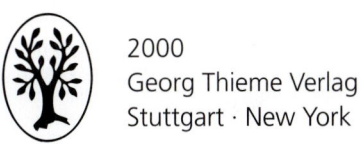

2000
Georg Thieme Verlag
Stuttgart · New York

Dr. med. Michael Meisner
Klinik für Anästhesiologie und Intensivtherapie
der Friedrich-Schiller-Universität Jena
Bachstr. 18
07743 Jena

Die Deutsche Bibliothek – CIP-Einheitsaufnahme

Meisner, Michael
Procalcitonin : ein neuer, innovativer Infektionsparameter ; biochemische und klinische Aspekte ; 23 Tabellen / Michael Meisner. – 3., überarb. und erw. Aufl. – Stuttgart ; New York : Thieme, 2000

1. + 2. Auflage erschienen bei
Fa. B·R·A·H·M·S Diagnostica GmbH

© 2000 Georg Thieme Verlag
Rüdigerstraße 14
D-70469 Stuttgart

Printed in Germany

Druck: Druckhaus Götz GmbH, Ludwigsburg
Buchbinder: F. W. Held, Rottenburg

ISBN 3-13-105473-5   1 2 3 4 5 6

Vorwort zur 3. Auflage 5

1   Einführung
1.1   Procalcitonin (PCT) 7
1.2   Indikationen zur PCT-Bestimmung 9
1.3   Eine Übersicht wichtiger Anwendungsgebiete 10
1.4   PCT in speziellen Fachgebieten 13

2   Biochemie
2.1   Biosynthese und Peptidstruktur 15
2.2   Die Familie der Calcitonin-Gene 24
2.3   Die systemische Inflammation infolge
        bakterieller Infektion als wichtigster Induktor
        für PCT 27
2.4   Mechanismen der Induktion 29
2.5   Stabilität und Kinetik 34
2.6   PCT und Zytokine 36
2.7   Immunologische Wirkungen 40
2.8   PCT in verschiedenen Körperflüssigkeiten 45

3   Sepsis, Schock und Multiorganversagen
3.1   Komplikation der Infektion: Sepsis
        und septischer Schock 47
3.2   Kardiogener Schock, Kreislaufversagen
        und Reanimation 60
3.3   Die prognostische Bedeutung von PCT 63
3.4   Diagnostische und therapeutische Konsequenzen 68
3.5   Ein Vergleich mit anderen Inflammationsparametern 74

4   Spezielle Indikationen zur PCT-Bestimmung
4.1   Prognose und Verlauf der Peritonitis 86
4.2   PCT im postoperativen Verlauf 89
4.3   Transplantationschirurgie 97
4.4   PCT bei Patienten mit Polytrauma 111
4.5   PCT als Frühindikator von Komplikationen? 113
4.6   Differentialdiagnose der Pankreatitis 116
4.7   ARDS: bakterielle und toxische Ätiologie 122
4.8   Pneumonie und Hyperprocalcitoninämie 126

4.9	Autoimmunerkrankungen, chronisch-nichtbakterielle Inflammation und Malignome	131
4.10	PCT in der Differentialdiagnose viraler und bakterieller Erkrankungen	136
4.11	Pilzinfektionen: Candidiasis und Aspergillose	138
4.12	Tropenkrankheiten und Malaria	139
4.13	Immunsuppression und Leukopenie	141
4.14	Hämatologie und Onkologie	145
4.15	Verbrennungen und Inhalationstrauma	149
4.16	Neugeborene und Kleinkinder: Normalbereich, Sepsis, Meningitis	152
5	**Labor**	
5.1	Die laborchemische Bestimmung von Procalcitonin: ILMA	162
5.2	Der LUMItest® PCT-Meßkit	164
5.3	Die Masterkurve	172
5.4	Assaycharakteristik: Präzision, Empfindlichkeit, Verdünnung und Interferenz	173
5.5	Referenzbereiche	175
6	**Der B·R·A·H·M·S PCT®-Q, ein semiquantitativer Schnelltest**	
6.1	Einführung	176
6.2	Inhalt des Kits	177
6.3	Meßprinzip	178
6.4	Assaycharakteristik	180
6.5	Testbeschreibung	181
	Literatur	184

Vorwort zur 3. Auflage

Innerhalb von zwei Jahren hat der Wissensstand um Procalcitonin (PCT) rasch zugenommen. Eine Vielzahl an neuen Publikationen und Untersuchungen sind zum Thema PCT erschienen. Es ist daher erforderlich, die Fülle der Ergebnisse aufzuarbeiten und in einer vollständig neu gefaßten Auflage der Monografie dem interessierten Leser zugänglich zu machen.

In der klinischen Praxis bewährt sich PCT zunehmend als ein wichtiges diagnostisches Instrument. PCT ist besser als andere Parameter geeignet, Komplikationen einer bakteriellen Infektion in Form der systemischen Inflammationsreaktion zu erkennen. Hohe Plasmakonzentrationen treten in Situationen auf, die durch Organperfusionsstörungen oder die Symptome einer „schweren Sepsis" oder des „septischen Schocks" charakterisiert sind. Dies sind klinisch relevante Zustände, die differenzierter intensivmedizinischer Maßnahmen bedürfen. In welchem Ausmaß PCT auch durch nicht-bakterielle Erkrankungen induziert wird, wurde in verschiedenen Publikationen untersucht. So kommt es nach großen Operationen oder bei polytraumatisierten Patienten durchaus zu PCT-Erhöhungen, jedoch in geringerem Maß als bei Sepsis oder septischem Schock. Diese Beobachtungen schmälern den diagnostischen Einsatzbereich von PCT jedoch nicht. Im Gegenteil, es zeigt sich, daß mittels PCT offensichtlich die Erfassung von Risikokollektiven nach schwierigen Operationen oder bei polytraumatisierten Patienten möglich ist. Selbstverständlich gibt es beim Umgang mit diesem Parameter auch diagnostische Grenzbereiche, die insbesondere dort liegen, wo nur wenig PCT induziert wird und gleichzeitig eine Induktion durch traumatische Ereignisse eintreten kann. Dies betrifft etwa die Induktion von PCT bei organbezogenen Infektionen und den postoperativen Bereich. Auf diese Thematik wird im Rahmen dieser Monografie mit besonderer Sorgfalt hingewiesen.

Der Ursprung von inflammatorisch induziertem PCT ist weiterhin nicht endgültig bekannt. Es gibt jedoch Hinweise, daß Zellen des Makrophagen- und monozytären Systems in der Lage sind, PCT zu synthetisieren. Die Erkenntnis, daß bakterielle Endotoxine ein starker Induktor von PCT sind, wird durch Untersuchungen an diesem

Modell bestätigt, ebenso wie die Tatsache, daß einzelne proinflammatorische Zytokine in der Lage sind, ebenfalls PCT zu induzieren.

Der aufmerksame Leser mag sich fragen, warum in diesem Buch zahlreiche Kurzveröffentlichungen oder Abstracts zitiert werden. Die Entwicklung auf dem Gebiet von PCT geht so rasch, daß man dem Leser oder Anwender Informationen vorenthalten müßte, würde man auf diese Angaben verzichten. Ziel dieser Monografie ist es jedoch, aktuelle Informationen von Experten zur Verfügung zu stellen, die in keinem Daten-Netzwerk recherchierbar sind, und die der interessierte Leser in aufwendiger Kleinarbeit selbst beschaffen müßte, insofern er überhaupt Zugang zu ihnen hätte.

Abschließend sei noch auf die Möglichkeit verwiesen, aktuelle Erkenntnisse und Daten zu PCT aus dem Internet zu beziehen. Unter **http://www.procalcitonin.com** stehen umfangreiche Datenbanken und Informationen zu PCT zur Verfügung. Dies schließt ein offenes Diskussionsforum ein, das zur Planung von Studien, Beurteilung besonderer Fragestellungen und zum Kontakt von Experten und Anwendern untereinander geschaffen wurde.

Für die Möglichkeit, diese Monografie zu erstellen und zu verlegen, bin ich der Firma **B·R·A·H·M·S Diagnostica GmbH**, Hennigsdorf bei Berlin, zu Dank verpflichtet. Allen Autoren und Forschergruppen, die mir ihre Informationen und Daten rasch und unkompliziert zur Darstellung in diesem Buch überlassen haben, gilt mein besonderer Dank.

An dieser Stelle möchte ich auch den zahlreichen Wissenschaftlern, Ärzten, Mitarbeitern und Doktoranden danken, die sich mit dem Thema PCT beschäftigen und so neue Informationen zu diesem interessanten Forschungsgebiet beitragen. Der Anwender soll nicht zögern, mit dem Autor oder den Mitarbeitern einzelner Forschungsgruppen in Kontakt zu treten, um spezielle Fragen zu PCT zu beantworten oder um weitere Projekte und Studien planen und besprechen zu können.

Jena, im Januar 2000

Dr. med. Michael Meisner

1 Einführung

1.1 Procalcitonin (PCT)

Zur Diagnostik entzündlicher Erkrankungen stehen heute eine Vielzahl an Inflammationsparametern zur Verfügung. Mit Hilfe differenzierter immunologischer Untersuchungen ist es möglich, sehr genaue Informationen über den Zustand und die Aktivität des Immunsystems zu erhalten. Für die Routinediagnostik und zur Verlaufskontrolle schwerkranker und septischer Patienten gibt es dagegen nur wenige Laborwerte, die sich für ein klinisch praktikables Entzündungsmonitoring eignen. Meist ist die spezifische Aussagekraft gering und die sich daraus ergebende klinische Bewertung zu unsicher. Mit Procalcitonin (PCT) steht seit 1996 ein Diagnoseparameter zur Verfügung, der schwere bakterielle Infektionen anzeigt und deren Komplikation infolge systemischer Inflammation zuverlässig erkennt. PCT reagiert bei Sepsis, Schock und den Symptomen einer schweren systemischen Inflammationsreaktion. Es ermöglicht bei diesen Erkrankungen im Vergleich zu anderen Parametern eine sichere Verlaufsbeurteilung.

Hauptstimulus für eine PCT-Induktion ist nach experimentellen Untersuchungen die systemische Wirkung von bakteriellen Endotoxinen (LPS). PCT wird nicht bei viralen Erkrankungen, Autoimmunerkrankungen, Malignomen sowie bei lokalen und organbezogenen bakteriellen Infektionen induziert. Der Parameter kann daher zur Differentialdiagnose bakterieller und nicht-bakterieller Erkrankungen eingesetzt werden. Weiterhin ist PCT als Kontrollparameter zur Überwachung von Patienten mit einem hohen Risiko für Infektionen oder Sepsis geeignet, um eine schwere Infektion oder ihre Komplikation durch eine systemische Inflammation zu erkennen. Dies ist auch in der postoperativen Phase und bei immunsupprimierten Patienten möglich. Daneben induzieren in vielen Fällen auch systemisch wirksame Pilzinfektionen PCT, sofern sie von einer schweren systemischen Inflammationsreaktion begleitet werden.

Mit einer Halbwertszeit von ca. 20-24 Stunden *in-vivo* und der guten Stabilität im entnommenen Serum oder Plasma weist PCT Eigenschaften auf, die für eine Anwendung als Routineparameter von Bedeutung sind. Eine tägliche Bestimmung wird bei der Überwachung und Verlaufskontrolle von Risiko- und septischen Patienten in den meisten Fällen ausreichend sein. Daneben kann PCT in gesonderten Fällen als differentialdiagnostischer Notfallparameter sofort oder in geringeren zeitlichen Abständen bestimmt werden. Ein semiquantitativer Schnelltest, der jetzt zur Verfügung steht (B·R·A·H·M·S PCT®-Q), wird dieser Art der Diagnostik in Zukunft eine größere Bedeutung verleihen.

In den folgenden Kapiteln werden zunächst die biochemischen Eigenschaften von PCT, die Mechanismen seiner Induktion und mögliche Funktionen im Rahmen der Immunreaktion vorgestellt. Die Bedeutung von PCT bei der Verlaufsbeobachtung und Therapiekontrolle septischer Patienten wird in einem eigenen Kapitel dargestellt. Spezielle Indikationen zur Bestimmung von PCT aus Gründen der Differentialdiagnostik bakterieller und nicht-bakterieller Erkrankungen finden sich in Kapitel 4. Anhand von Falldarstellungen kann der Verlauf von PCT im Vergleich mit anderen Entzündungsparametern verfolgt werden. In den Abschnitten 5 und 6 werden die Meßmethoden der PCT-Meßkits der Firma B·R·A·H·M·S Diagnostica GmbH, Hennigsdorf bei Berlin, erläutert.

Ziel dieser Monografie ist es, die bisher gewonnenen Erfahrungen im Umgang mit PCT in einer Synopsis zu veröffentlichen, um Möglichkeiten und Grenzen einer Infektionsdiagnostik mit diesem neuen Parameter aufzuzeigen.

1.2 Indikationen zur PCT-Bestimmung

PCT ist in erster Linie ein Diagnoseparameter für bakterielle Infektionen mit systemisch-entzündlicher Reaktion des Organismus (Sepsis, septischer Schock). Lokal begrenzte bakterielle oder organbezogene Infektionen und gekapselte Abszesse induzieren daher kein oder nur sehr wenig PCT. Eine Immunsuppression oder Neutropenie beeinflußt die Bildung von PCT nicht wesentlich. Bakterielle Toxine spielen bei der Induktion von PCT eine entscheidende Rolle. Erkrankungen, in deren Ätiologie und Verlauf bakterielle Endotoxine pathogenetisch involviert sind, wie Sepsis, septischer Schock, systemische Inflammation und Multiorganversagen, weisen daher sehr hohe PCT-Spiegel auf. Sie liegen häufig zwischen 10 und 100 ng/ml und in Einzelfällen bei bis zu 1000 ng/ml. Eine unspezifische, d. h. infektionsunabhängige Induktion von PCT kann nach größeren Operationen, nach Polytraumen, oder bei Neugeborenen in den ersten Tagen nach der Geburt auftreten. Nur in seltenen Fällen werden hier Werte von 5 ng/ml überschritten.

Die Induktion von PCT und die Höhe der Blutspiegel stehen in einem engen Zusammenhang mit dem Ausmaß und der Art der systemischen Inflammation. Die Grunderkrankung und der Umfang des befallenen Gewebes spielen ebenfalls eine Rolle. Nach Abklingen der akuten Inflammation sinken die PCT-Werte rasch ab. PCT kann daher zur Erfolgskontrolle einer operativen Herdsanierung herangezogen werden. Im Verlauf einer Sepsis spiegelt PCT die Schwere der Inflammation und die Krankheitsaktivität wider und ist damit sowohl zur Verlaufsbeobachtung als auch zur Beurteilung von Prognose und Therapieerfolg geeignet. Insbesonders schwere septische Erkankungen, die durch arterielle Hypotonie und Organperfusionsstörungen gekennzeichnet sind, weisen sehr hohe PCT-Plasmaspiegel auf. PCT ist daher auch ein Indikator des Schweregrads der systemischen Inflammation als Folge der Infektion.

Aufgrund dieser Eigenschaften kann PCT sowohl zur Klärung der Differentialdiagnose in speziellen Fällen als auch bei einem breiteren Patientenkollektiv zum infektiologischen Monitoring und damit zur Verlaufskontrolle und Überwachung von Risikopatienten und kritisch kranken Patienten eingesetzt werden.

1.3   Eine Übersicht wichtiger Anwendungsgebiete

In dieser Übersicht werden die derzeit bekannten Indikationen und die wichtigsten Anwendungsgebiete der PCT-Bestimmung vorgestellt. Die Indikationen lassen sich im wesentlichen in fünf Hauptgruppen einteilen:

Diagnose von Infektionen mit den Zeichen einer systemischen Inflammation

PCT ist bei gesunden Personen nicht nachzuweisen bzw. die PCT-Konzentrationen sind so gering, daß sie unterhalb der Nachweisgrenze des Assays liegen. Ein PCT-Wert über 0,5 ng/ml deutet daher in der Regel auf eine akute Infektion hin, die von einer systemischen Entzündungsreaktion des Körpers begleitet ist. Besonders hohe PCT-Werte werden bei Patienten mit schweren und septisch verlaufenden bakteriellen Infektionen gefunden. Bei lokal begrenzt ablaufenden Entzündungsreaktionen und Infektionen oder bei oberflächlichen Keimbesiedelungen werden dagegen keine oder nur sehr gering erhöhte PCT-Werte beobachtet.

Verlaufsbeobachtung und Therapiekontrolle bakterieller Infektionen

Die Bestimmung von PCT dient der Verlaufsbeobachtung und Therapiekontrolle bei allen schweren und potentiell lebensbedrohlichen bakteriellen Infektionen, z. B. bei Peritonitis, ausgedehnten Weichteilinfektionen oder Anastomoseninsuffizienz. Ansteigende PCT-Werte gelten dabei als Hinweis auf eine Generalisierung der Inflammation im Sinne einer Sepsis oder eines beginnenden septischen Schocks. Der Erfolg einer operativen Sanierung oder einer suffizienten Antibiotikatherapie kann durch fallende PCT-Werte kontrolliert werden.

- Ansteigende oder im Verlauf weiterhin erhöhte PCT-Werte sind ein Indikator für eine fortbestehende Aktivität der Erkrankung.
- Abfallende PCT-Werte sind ein Indiz für eine abklingende entzündliche Reaktion und den Rückgang der Infektion.

Differentialdiagnose unklarer entzündlicher und fieberhafter Erkrankungen

Bisher wurde über Erfahrungen mit PCT bei der Klärung der Differentialdiagnose folgender Erkrankungen berichtet:
- Differenzierung steriler und infizierter Nekrosen bei akuter Pankreatitis
- biliäre Genese oder toxische Ätiologie der akuten Pankreatitis
- bakterielle oder virale Meningitis bei Neugeborenen und Kindern
- bakterielle oder nichtinfektiöse Ätiologie des ARDS
- Differenzierung von infektiös-mikrobiell bedingtem Fieber gegenüber anderen Ursachen des Fiebers, z. B. bei immunsupprimierten Patienten
- Differenzierung einer Organabstoßung von einer Infektion nach Transplantationen
- Hinweis auf bakterielle Infektionen bei Autoimmunerkankungen mit entzündlicher Komponente

Zusätzliche diagnostische Hilfe bei entzündlichen Erkrankungen unklarer Ätiologie

Überwachung und Monitoring kritisch kranker Patienten:
- zur Verlaufskontrolle nach großen Operationen
- als Infektionsmonitoring bei polytraumatisierten Patienten
- zur infektiologischen Überwachung nach Organtransplantation
- bei langzeitintubierten und intensivpflichtigen Patienten

Prognostische Beurteilung und therapeutische Überwachung bei Sepsis, Schock und Multiorganversagen

- Als Verlaufsparameter bei Sepsis und Multiorganversagen gibt PCT Hinweise über den Grad der Aktivität der systemisch-inflammatorischen Reaktion.
- Ansteigende oder persistierende PCT-Werte sind ein Indikator für eine ungünstige Prognose des Patienten.
- Abfallende PCT-Werte sind ein Indiz für eine Beherrschung der Infektion bzw. Inflammation und sprechen für eine günstige Prognose.

Mögliche Konsequenzen ansteigender oder rückläufiger PCT-Werte können daher die Einleitung oder Absetzung weiterführender diagnostischer Maßnahmen ebenso wie die Änderung oder Bestätigung einer Therapie sein.

1.4 PCT in speziellen Fachgebieten

Der durch zahlreiche klinische Studien belegte Stellenwert der PCT-Diagnostik bringt im Vergleich zur gegenwärtig bekannten Infektionsdiagnostik in den verschiedenen klinischen Fachrichtungen einen deutlichen Informationszugewinn. Im folgenden sind einige Anwendungsgebiete erwähnt.

In der Inneren Medizin

- um septische Erkrankungen frühzeitig und zuverlässig zu erkennen und in ihrem Schweregrad rasch einschätzen zu können
- bei der akuten Pankreatitis zur Differenzierung infizierter gegenüber sterilen Nekrosen sowie zur frühzeitigen Abgrenzung einer biliären gegenüber einer toxischen Ätiologie
- zur Identifikation von infektiös bedingten Ursachen des Fiebers bei Fieber unklarer Ursache („FUO", fever of unknown origin)
- zur Abgrenzung viraler Infektionen oder einer akuten Exazerbation einer Autoimmunerkrankung gegenüber akut-bakteriellen Infektionen, auch unter immunsuppressiver Therapie
- beim ARDS: zur Differenzierung einer infektiösen Ätiologie versus nicht-infektiösen Ätiologie

In der Hämatologie/Onkologie

- zur Überwachung von immunsupprimierten Patienten
- bei Neutropenie nach Chemotherapie
- zur Identifizierung eines durch Tumor-Lyse und Chemotherapie induzierten Fiebers bei onkologischen Patienten gegenüber infektiös bedingten Ursachen
- zur Differenzierung zwischen viralen und bakteriellen Infektionen

In der Transplantationsmedizin

- zur Differenzierung zwischen einer akuten Transplantatabstoßung oder viraler Infektionen gegenüber bakteriellen Infektionskomplikationen
- als Überwachungsparameter für bakterielle Infektionen und zum Ausschluß einer systemisch-bakteriellen Infektion (Sepsis)
- vor Transplantationen zum Ausschluß akuter bakterieller Infektionen

In der Pädiatrie

- zur Stützung der Differentialdiagnose bei akuter Meningitis in der Differenzierung bakterieller von viralen Ätiologien
- bei akut-fieberhaften Erkrankungen von Früh- und Neugeborenen zur Diagnose einer systemischen bakteriellen Infektion und einer beginnenden Sepsis gegenüber nicht-septischen Erkrankungen

In der Chirurgie und auf der Intensivstation

- zur postoperativen Verlaufskontrolle als frühzeitiger Hinweis auf bakteriell-infektiöse Komplikationen
- zur Kontrolle des Therapieerfolgs nach operativer Sanierung infektiöser Herde (Peritonitis, Weichteilinfektionen)
- zur Verlaufskontrolle bei Peritonitis, Anastomoseninsuffizienz und bei unklarer abdomineller Symptomatik
- zur raschen Diagnose einer Sepsis
- zur Überwachung Sepsis-gefährdeter Patienten
- zur Verlaufsbeobachtung und Therapiekontrolle bei systemischer Inflammation und Sepsis

2 Biochemie

2.1 Biosynthese und Peptidstruktur

Procalcitonin (PCT) ist ein Protein aus 116 Aminosäuren und stellt das Prohormon von Calcitonin dar (32 Aminosäuren) (Abb. 2.1.1) (91, 136). Unter normalen Stoffwechselbedingungen wird hormonell aktives Calcitonin in den C-Zellen der Schilddrüse aus Procalcitonin durch spezifische Proteolyse gebildet und sezerniert. Bei schweren bakteriellen Infektionen und bei Sepsis findet sich dagegen intaktes Procalcitonin im Plasma, dessen Herkunft nach dem gegenwärtigen Stand der Forschung im wesentlichen extrathyroidalen Ursprungs ist.

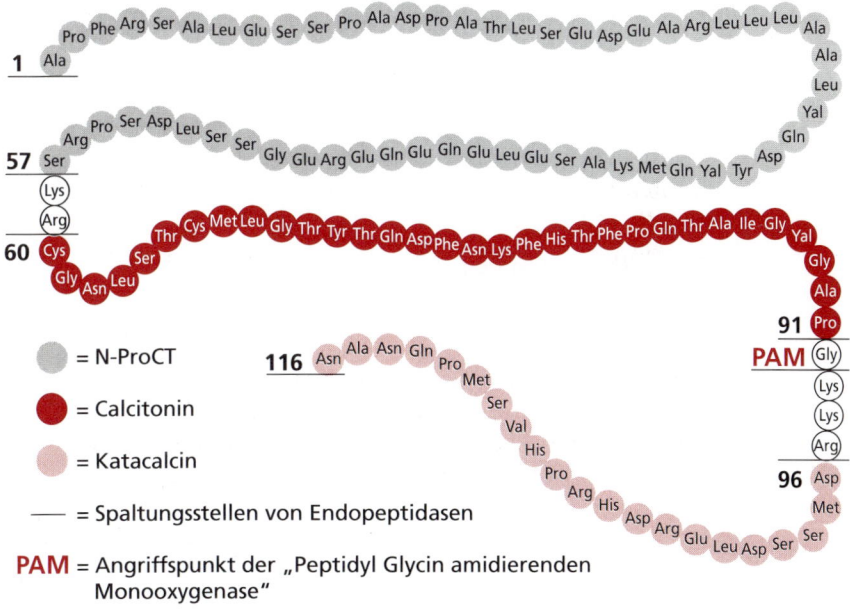

⬤ = N-ProCT

🔴 = Calcitonin

⭕ = Katacalcin

—— = Spaltungsstellen von Endopeptidasen

PAM = Angriffspunkt der „Peptidyl Glycin amidierenden Monooxygenase"

Abbildung 2.1.1

Schematische Darstellung der Aminosäuresequenz von PCT (nach 91)

15

Normalwerte und Referenzbereiche

Bei gesunden Probanden liegen die Plasmaspiegel von PCT deutlich unter 0,1 ng/ml und damit an der unteren Nachweisgrenze des LUMItest® PCT-Assays. Dagegen lassen sich bei schweren bakteriellen Infektionen hohe Konzentrationen an PCT im Plasma nachweisen, ohne daß die Calcitoninwerte selbst erhöht wären. Plasma-PCT ist sehr stabil und wird nicht zu hormonell aktivem Calcitonin abgebaut. Bei schwerer Sepsis werden Konzentrationen von PCT im Bereich von unter 10 ng/ml bis über 1000 ng/ml im Plasma nachgewiesen. Die Referenzbereiche sind auf S. 175 dargestellt.

In geringen Mengen (Picogramm pro Milliliter-Bereich) sind mit speziellen Anreicherungs- und Nachweisverfahren auch bei gesunden Personen Procalcitonin und seine Fragmente sowie weitere Vorläuferpeptide von Calcitonin im Plasma nachweisbar (18, 153, 166). Durch ultrasensitive Meßverfahren wird es in Zukunft möglich sein, auch PCT-Konzentrationen unter 0,5 ng/ml sehr genau zu bestimmen. Es ist denkbar, daß mit diesen Meßverfahren auch bei lokal begrenzten oder systemisch nicht wirksamen Infektionen eine Induktion von PCT nachgewiesen werden kann. Aufgrund des Schwankungsbereichs der PCT-Konzentrationen in einem entsprechend großen Kollektiv wird der Normalbereich im LUMItest® PCT-Assay zur Zeit jedoch mit < 0,5 ng/ml PCT angegeben.

Synthese von PCT

Durch bakterielle Infektionen induziertes und im Blut zirkulierendes Procalcitonin stammt nach heutigen Vorstellungen vermutlich nicht aus den C-Zellen der Schilddrüse. Als Syntheseort werden andere Zellen und Organe vermutet. Möglicherweise handelt es sich dabei um Makrophagen und monozytäre Zellen verschiedener Organe, beispielsweise der Leber. So ist eine Synthese von mRNA von Calcitonin-Precursor-Molekülen in der Leber bereits seit längerem bekannt (29).

Aber auch andere Zellen kommen als mögliche Quellen für eine PCT-Synthese in Frage. Nicht nur Leukozyten (129, 130) oder neurokrine Zellen innerer Organe wie der Lunge und des Intestinums

(11, 19, 120, 160) können Calcitonin und seine Vorläuferpeptide synthetisieren, auch in anderen Zellarten konnte kürzlich eine induzierbare mRNA-Produktion am Modell des Hamsters nachgewiesen werden (in-situ-Hybridisierung) (179). In verschiedenen Arten humaner Leukozyten wurde ein intrazelluläres Vorkommen von Katacalcin und Calcitonin mittels Flow-zytometrischer Analyse (FACS) festgestellt (Abb. 2.1.2) (130). Ebenso gelang in humanen monozytären Zellen des Blutes mittels semi-quantitativer Polymerasekettenreaktion (PCR), nach dem Verfahren der reversen-Transkriptase (RT-PCR), der induzierbare Nachweis von mRNA von PCT (Abb. 2.4.3.) (129, 130). Ob die von diesen Zellen freigesetzten PCT-Mengen jedoch ausreichen, die Induktion von PCT bei septischen Patienten zu erklären, ist nicht gesichert (94, 171).

(A)

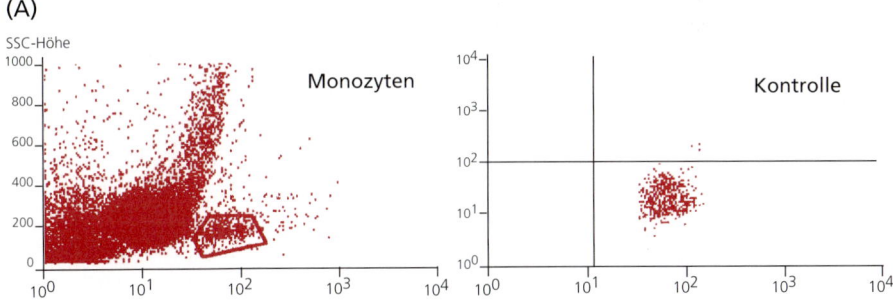

(B)　　　　　　　　　　　　(C)

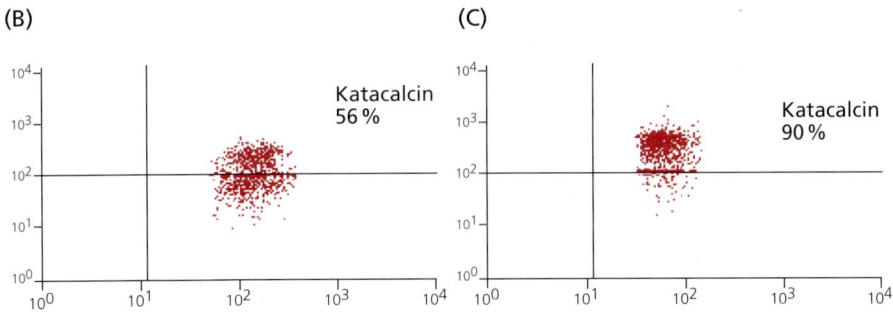

Abbildung 2.1.2

Durchflußzytometrischer Nachweis einer intrazellulären Katacalcin-Antikörperreaktion von Patienten mit normalen (B) sowie erhöhten (C) Serum-PCT-Werten in CD14-positiver Monozytenpopulation. (A) Gating der Population mit Kontrolle (130)

Neben PCT treten bei Infektionen immer auch andere Spaltprodukte des Prohormons im Plasma auf, das intakte PCT stellt jedoch einen wesentlichen Anteil der Calcitonin-Vorläuferpeptide dar (18, 19, 119, 153, 166).

Elimination von PCT

Ein spezifischer Eliminationsweg von PCT ist nicht bekannt. Wahrscheinlich wird PCT, wie andere Plasmaproteine, durch Proteolyse abgebaut. Die renale Ausscheidung von intaktem PCT spielt dagegen eine geringe Rolle. So ist anhand klinischer Daten erkennbar, daß auch bei schweren Nierenfunktionsstörungen keine Akkumulation von PCT auftritt. Die Abklingquote der PCT-Plasmakonzentrationen, die bei Patienten mit Nierenfunktionsstörungen gemessen wurden, unterscheidet sich nicht signifikant von den bei Nierengesunden gemessenen Werten (101, 172). Bei eigenen Untersuchungen konnten etwa ein Viertel der im Plasma gemessenen Konzentrationen im Urin wiedergefunden werden, jedoch schwanken die im Urin gemessenen Werte stark. Die daraus errechnete Plasma-Clearance beträgt deutlich unter 1 ml/min (172). Im Ultrafiltrat bei kontinuierlicher veno-venöser Hämofiltration (CVVHF) oder Dialysat bei kontinuierlicher Hämodiafiltration (CVVHDF) ist ebenfalls PCT nachweisbar (173, 174). Der Siebkoeffizient beträgt für PCT 0,24. Die PCT-Clearance in Plasma und Ultrafiltrat liegt hier in einem Bereich von 2 bis über 5 ml/min. Adsorptionsphänomene am Filter spielen dabei nur innerhalb der ersten Stunde nach Beginn der Nierenersatztherapie eine Rolle. Die Plasmaspiegel von PCT wurden auch bei 24-stündiger Hämofiltration oder Hämodiafiltration nicht signifikant beeinflußt (173, 174). Die Bestimmung von PCT kann daher auch bei Patienten mit Niereninsuffizienz oder bei Einsatz von Nierenersatztherapieverfahren für diagnostische Zwecke eingesetzt werden.

Einfluß von PCT auf den Calcium- und Phosphathaushalt

Unter Bedingungen, bei denen erhöhte PCT-Werte beobachtet wurden, konnten bei einzelnen Studien auch Hinweise auf Veränderungen im Calcium- und Phosphathaushalt gefunden werden.

So beschreibt Nylen et al. (120) bei Patienten mit Pneumonien leicht erniedrigte Calcium- und erhöhte Phosphatspiegel. Bei Untersuchungen an Patienten mit Malaria (47) konnte keine Korrelation zwischen Serum-Calcium und PCT nachgewiesen werden. Tierexperimentell wurde am Hamster ein signifikanter Rückgang von Serum-Calcium und Anstieg von Serum-Phosphat bei gleichzeitig erhöhten Plasmaspiegeln der Calcitonin-Vorläuferproteine (einschließlich PCT) in einem E. coli-Peritonitis-Modell gemessen (159). Ob PCT und andere Vorläufermoleküle von Calcitonin für diese Veränderungen verantwortlich sind, ist nicht geklärt. Ebenso ist unklar, ob die gemachten Beobachtungen physiologisch relevant sind.

Synthese von PCT und Calcitonin

Der komplizierte Syntheseweg von Procalcitonin und Calcitonin beginnt mit der Transkription eines 141 Aminosäuren (AS) umfassenden Vorläuferpeptids (Preprocalcitonin). Durch spezifische Proteolyse wird aus diesem Peptid zunächst Procalcitonin (116 AS), und im normalen hormonellen Syntheseweg Calcitonin (32 AS) gebildet.

Die Prozessierung und proteolytische Spaltung der beteiligten Peptide einschließlich ihrer genauen Peptidsequenz ist im folgenden schematisch dargestellt.

Die interessante genomische Organisation des Calcitonin-Gens und seine Transkription zu Preprocalcitonin ist Gegenstand von Kapitel 2.2.

Das „Pre-Pro-Hormon"
Nach Transkription des CALC-I Genes und Prozessierung der RNA entsteht eine messenger-RNA, die ein 141 Aminosäuren (AS) umfassendes Protein mit einem Mokelulargewicht von ca. 16 kDa kodiert. Dieses „Vorläuferprotein" heißt Preprocalcitonin und besteht aus einer Signalsequenz, dem N-PCT als N-terminale Region, der mittregionalen Calcitoninsequenz, und dem Katacalcin als C-terminale Region (Abb. 2.1.3) (136).

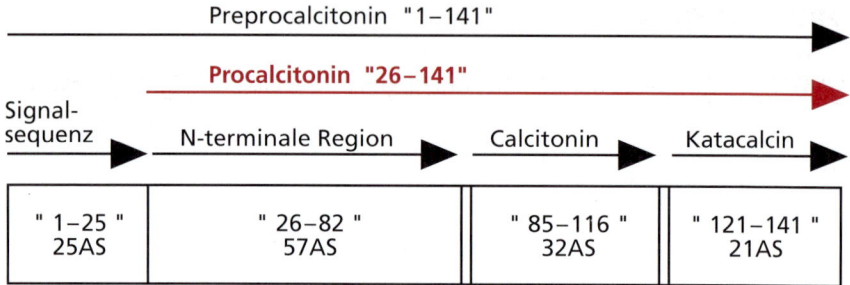

Abbildung 2.1.3

Preprocalcitonin, PCT und Fragmente (nach 136)

PCT, ein Glykoprotein?

Die Signal- oder Leader-Sequenz ist stark hydrophob und codiert als Signal für die Bindung an das Endoplasmatische Retikulum (ER). Das ER ist das wichtigste Organ der Zelle zur Prozessierung exokriner Peptide. Unmittelbar nach Aufnahme in das ER wird die Signalsequenz (AS 1-25) abgespalten und vernichtet (Endopeptidase, EP) (Abb. 2.1.4) (136), (Abb. 2.1.5) (120). Precursorproteine von Calcitonin können glykosyliert werden und sind als Glycoproteine stabiler gegen einen enzymatischen Abbau als das Asialoprotein (80). Ob auch inflammatorisch induziertes Plasma-PCT glykosyliert ist, konnte bisher nicht mit Sicherheit ausgeschlossen werden.

Spezifische Proteolyse

Das resultierende Protein besteht nun aus 116 Aminosäuren und heißt Procalcitonin (PCT, Abb. 2.1.1) (136). Innerhalb dieses Polypeptids befindet sich an Position 60 bis 91 die Aminosäuresequenz von Calcitonin. Die Calcitoninsequenz wird durch basische Aminosäuren flankiert (Lys-Arg und Gly-Lys-Lys-Arg), die das Signal für eine spezifische Proteolyse durch das Enzym Prohormon Convertase (PC) darstellen. Durch die Tätigkeit der PC entstehen die Hauptbruchstücke von Procalcitonin: N-PCT (57 AS), Calcitonin (32 AS) und Katacalcin (21 AS), sowie entsprechende Kombinationen. Diese Spaltung findet bei inflammatorisch induziertem PCT nicht statt, so daß intaktes PCT im Plasma erscheint. Interessant ist, daß gerade in den Regionen zwischen diesen Bruchstücken Aminosäuresequenzen vorkommen, die für eine spezifische Phosphorylierung geeignet sind. Die Möglichkeit einer inflammatorisch aktivierten Phosphorylierung von PCT könnte ursächlich für das Vorkommen von intaktem PCT im Plasma bei Sepsis und Infektionen sein. Vorläufige bis-

PREPROCALCITONIN

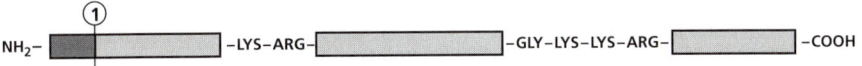

1. Abspaltung des Signalpeptids: ①

2. Glycosylierung Asparagin 3 (hypothetisch): ②

PROCALCITONIN

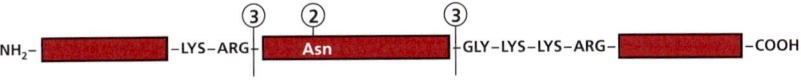

3. Abspaltung von Katacalcin und N-ProCT: ③

4. Bildung einer Ringstruktur durch Disulfidbrücken:

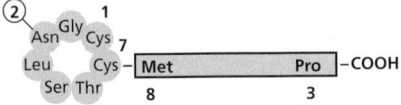

5. Amidierung von Prolin 32

6. Deglycosylierung von Asparagin 3

CALCITONIN

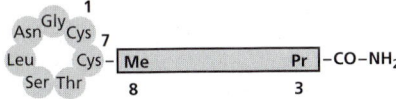

Abbildung 2.1.4

Schritte der Biosynthese von Calcitonin über Procalcitonin (nach 136)

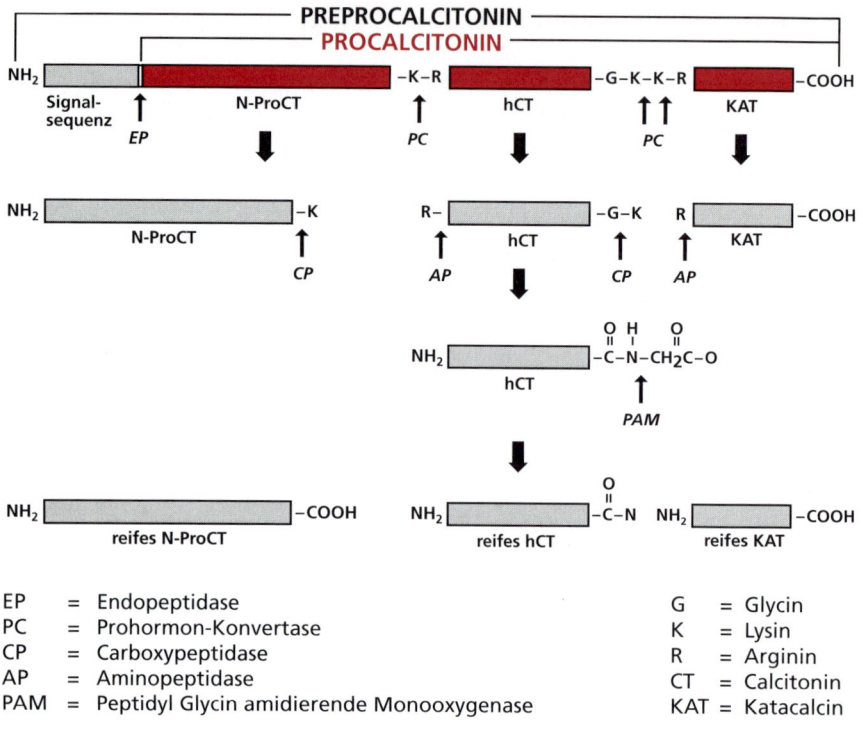

EP	= Endopeptidase	G	= Glycin
PC	= Prohormon-Konvertase	K	= Lysin
CP	= Carboxypeptidase	R	= Arginin
AP	= Aminopeptidase	CT	= Calcitonin
PAM	= Peptidyl Glycin amidierende Monooxygenase	KAT	= Katacalcin

Abbildung 2.1.5

Endopeptidasen und Spaltung von Preprocalcitonin (nach 120)

her nicht bestätigte Untersuchungen zeigen, daß die Aminosäurekette von PCT N-terminal um einige Aminosäuren verkürzt sein kann. Dies beeinflußt jedoch die Meßwerte des LUMItest® PCT und des B·R·A·H·M·S PCT®-Q nicht.

Das Hormon Calcitonin

Das Hormon Calcitonin erfährt seine endgültige Form erst unmittelbar nach dieser Spaltung durch Bildung einer Ringstruktur über Disulfidbrücken (Cys-Cys) sowie der Abspaltung des C-terminalen Glycins (AS 3, Carboxypeptidase) und nachfolgende Amidierung (Peptidyl Glycin amidierende Monooxygenase, PAM) (Abb. 2.1.5) (136). Beim Gesunden wird das Hormon Calcitonin an das zirkulierende Blut abgegeben. Calcitonin hat im Blut eine Halbwertszeit von nur wenigen Minuten (6).

Sepsis: Calcitonin-Precursor-Moleküle im Plasma

Bei systemischer Inflammation infolge schwerer bakterieller Infektionen sowie bei Schock und Multiorganversagen finden sich hohe Konzentrationen der stabilen Calcitonin-Precursor-Peptide im Blut ohne Hinweise auf eine entsprechende Sekretion von Calcitonin (166). PCT ist ein Hauptvertreter der Vorläuferpeptide und hat im Plasma eine Halbwertszeit von ca. 20 bis 24 Stunden (101, 172).

Geringe Proteolyse im Plasma

Eine Hypothese besagt, daß die gezielte proteolytische Spaltung von PCT im Golgi-Apparat unter dem Einfluß von Zytokinen und Endotoxinen unterbleibt, so daß die unprozessierten Vorläuferproteine, darunter Procalcitonin und seine Fragmente, an das zirkulierende Plasma abgegeben werden (15, 166). Gleichzeitig wird die Transkription der mRNA von PCT durch inflammatorische Stimuli deutlich erhöht (129). PCT ist im Plasma, im Gegensatz zu Calcitonin, sehr stabil. Ob eine mögliche Glykosylierung des Proteins einen Schutz vor Proteolyse darstellt, ist für inflammatorisch induziertes PCT nicht nachgewiesen.

Aufgrund der beschriebenen Mechanismen der Induktion und der großen Stabilität von PCT läßt sich das Auftreten hoher Konzentrationen im Plasma nach den entsprechenden Stimuli erklären.

2.2   Die Familie der Calcitonin-Gene

Aus der Familie der Calcitonin-Gene sind 4 Gene bekannt, die teils zu unterschiedlichen Genprodukten führen. Ihre Gemeinsamkeit sind Sequenzhomologien zum Hormon Calcitonin. Für die Calcitoninbiosynthese und vermutlich auch für die Biosynthese von Procalcitonin bei Infektionen ist das „CALC-I"-Gen verantwortlich.

Das Calcitonin-Gen (CALC-I) war eines der ersten Beispiele für alternatives Splicing der transkribierten RNA eines einzelnen Gens zu unterschiedlicher mRNA in verschiedenen Geweben. Calcitonin-mRNA ist das Hauptprodukt der CALC-I-Transkription in den C-Zellen der Schilddrüse, während CGRP-I-mRNA das Hauptprodukt in Nervenzellen des zentralen und peripheren Nervensystems ist (CGRP = calcitonin-gene-related peptide) (Abb. 2.2.1) (9).

Eine computergestützte Analyse der bisher bekannten Sequenz der Promotorregion des CALC-I-Gens zeigt, daß zumindest theoretisch unterschiedliche Transkriptionsfaktoren, die durch Inflammation aktiviert werden, hier binden und möglicherweise die Transkription beeinflussen. Dies könnte zur Erklärung der inflammatorisch-aktivierten Induktion von PCT beitragen.

Das CALC-I-Gen codiert 5 Exons, die nach Transkription, Reifung, Splicing und Polyadenylierung zu drei unterschiedlichen mRNAs kombiniert werden können. Möglichkeit I und II des Splicingvorgangs führen nach der Translation zu Preprocalcitonin und die entstehenden Proteine unterscheiden sich nur in der Sequenz des carboxyterminalen Peptids I und II (Abb. 2.2.1). Bei der dritten Option verliert die RNA während des Splicingprozesses die Calcitoninsequenz und codiert stattdessen die CGRP-Sequenz. CGRP ist ein stark vasodilatatives Peptid, ohne Einfluß auf den Calcium- und Phosphathaushalt (30). CGRP wurde besonders in Nervenfasern, die mit der glatten Muskulatur von Blutgefäßen in Verbindung stehen, gefunden (149). ProCGRP und PCT haben teilweise identische n-terminale Aminosäuresequenzen.

Daneben besteht offenbar die Möglichkeit zu weiteren Splicing-Varianten, so daß mit zusätzlichen mRNA-Produkten (29, 168) und ihren entsprechenden Translationsprodukten gerechnet werden muß.

Die übrigen Gene sind für die Calcitoninsynthese ohne Bedeutung. Das CALC-II-Gen ist ähnlich dem CALC-I-Gen strukturiert. Eine Sequenzanalyse

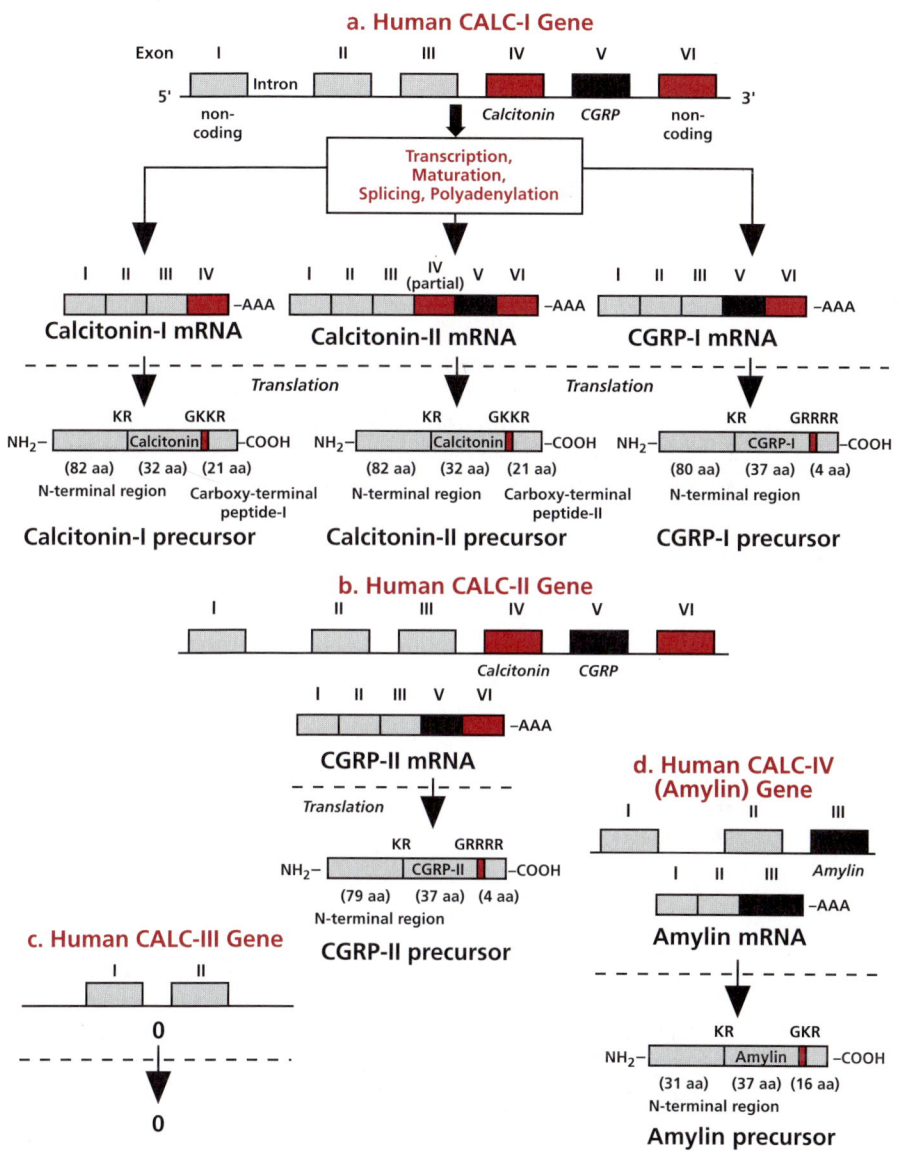

a. Human CALC-I Gene

Exon I II III IV V VI

5' Intron 3'
non-coding Calcitonin CGRP non-coding

Transcription, Maturation, Splicing, Polyadenylation

I II III IV — Calcitonin-I mRNA
I II III IV (partial) V VI — Calcitonin-II mRNA
I II III V VI — CGRP-I mRNA

Translation / Translation

NH_2- Calcitonin $-COOH$ — Calcitonin-I precursor
KR GKKR
(82 aa) (32 aa) (21 aa)
N-terminal region / Carboxy-terminal peptide-I

NH_2- Calcitonin $-COOH$ — Calcitonin-II precursor
KR GKKR
(82 aa) (32 aa) (21 aa)
N-terminal region / Carboxy-terminal peptide-II

NH_2- CGRP-I $-COOH$ — CGRP-I precursor
KR GRRRR
(80 aa) (37 aa) (4 aa)
N-terminal region

b. Human CALC-II Gene

I II III IV V VI
Calcitonin CGRP

I II III V VI — CGRP-II mRNA

Translation

NH_2- CGRP-II $-COOH$ — CGRP-II precursor
KR GRRRR
(79 aa) (37 aa) (4 aa)
N-terminal region

c. Human CALC-III Gene

I II

0

0

d. Human CALC-IV (Amylin) Gene

I II III
Amylin

I II III — Amylin mRNA

NH_2- Amylin $-COOH$ — Amylin precursor
KR GKR
(31 aa) (37 aa) (16 aa)
N-terminal region

Abbildung 2.2.1

Die Genfamilie der Calcitonine (nach 17)

zeigt, daß die Synthese einer Calcitonin-mRNA unwahrscheinlich ist. CALC-II ist ein strukturelles Gen für CGRP-II. CGRP-II unterscheidet sich von CGRP-I in 3 Aminosäuren. Das CALC-III Gen ist möglicherweise ein Pseudogen und transkribiert kein Protein. Das CALC-IV Gen enthält nur 3 Exons und codiert das Amylin-Gen. Das Peptid Amylin hat 46 % Sequenzhomologien mit CGRP. Amylin ist ein funktioneller Gegenspieler von Insulin (44).

Rein hypothetisch ist die Existenz eines weiteren Gens der Calcitoninfamilie denkbar, da einerseits die Synthese von PCT bei Entzündungen nicht quantitativ in den C-Zellen der Schilddrüse geschieht, und andererseits die Regulation der Transkription dieses Gens große Ähnlichkeit zu proinflammatorischen Zytokinen, insbesondere zu TNF-α und IL-6 aufweist. Der Nachweis von induzierbarer PCT-mRNA mittels RT-PCR (129), eine inflammatorisch induzierbare Induktion von CGRP (82), und eine computergestützte Analyse der Promotorregion des CALC-I-Gens, welche eine Induktion infolge von Inflammation nicht ausschließt, zeigen jedoch, daß diese Vorstellung eher hypothetisch ist.

Aufgrund der strukturellen Ähnlichkeiten der Genorganisation kann vermutet werden, daß Calcitonin und CGRP im Lauf der Evolution aus einem Primordial-Gen hervorgegangen sind. Durch Gen-Verdopplung und nachfolgende sequenzändernde Mutationen entstanden daraus die Gene und Proteine der Calcitonin-Familie (9, 17).

2.3 Die systemische Inflammation infolge bakterieller Infektion als wichtigster Induktor für PCT

PCT ist ein Diagnoseparameter für bakterielle Infektionen mit systemisch-inflammatorischer Reaktion des Organismus. Die Bildung von PCT wird durch bakterielle Endotoxine, Exotoxine und einige Zytokine induziert. Gerade bei Sepsis und septischem Schock, aber auch bei systemischer Inflammation aufgrund anderer Ursache, so bei Multiorganversagen (MODS, Multiple Organ Dysfunction Syndrome), finden sich daher erhöhte PCT-Werte. Ebenso wurde bei Malaria und in vielen Fällen bei systemischen Pilzinfektionen von erhöhten PCT-Plasmakonzentrationen berichtet (4, 47, 64, 78).

Eine Stimulation von PCT fehlt dagegen oder erfolgt nur in einem geringen Umfang bei viralen Infektionen, neoplastischen Erkrankungen und Autoimmunerkrankungen. Auch chronisch degenerative Entzündungen und Allergien führen nicht zu einer Induktion von PCT.

Ebenso induzieren alle lokal begrenzten und systemisch nicht wirksamen Infektionen im allgemeinen keine nennenswerten PCT-Plasmaspiegel.

Der Normalbereich für PCT liegt unterhalb einer Konzentration von 0,5 ng/ml in Plasma oder Serum. Alle Werte, die einen Wert von 0,5 ng/ml überschreiten, gelten als erhöht. Dabei kann man von einem Bereich leicht oder gering erhöhter Werte zwischen 0,5 ng/ml bis etwa 2 ng/ml sprechen, einem mittleren Konzentrationsbereich von etwa 2 ng/ml bis zu 5 ng/ml, sowie einem Bereich stark erhöhter PCT-Werte, wenn die Konzentrationen deutlich über 5 ng/ml ansteigen. PCT-Werte, die 10 ng/ml übertreffen, werden von vielen Autoren als sicherer Hinweis auf eine systemisch-bakterielle Infektion oder Sepsis gewertet.

Leicht erhöhte PCT-Werte treten insbesondere bei bakteriellen Infektionen auf, die systemisch zu keiner oder nur einer geringen Inflammationsreaktion geführt haben. Dieser Bereich ist vor allem für die Differentialdiagnostik bei akuten Erkrankungen wichtig.

Stark erhöhte Werte über 10 ng/ml treten dagegen bei akuten Krankheitsverläufen mit schweren systemischen Reaktionen auf eine Infektion auf, also bei schwerer Sepsis oder septischem Schock sowie bei MODS, wenn Infektionen oder eine Sepsis zugrunde liegen. Plasmakonzentrationen von über 1000 ng/ml PCT wurden in Einzelfällen beschrieben.

Der Bereich leicht erhöhter PCT-Werte (0,5 bis ca. 2 ng/ml) ist bei akuten Erkrankungen in der Regel diagnostisch gut zu beurteilen. Bei intensivpflichtigen Patienten oder im postoperativen Bereich können leicht erhöhte Werte jedoch häufiger auftreten, ohne daß im Einzelfall eine Infektion vorliegen muß. Der Verlaufsbeurteilung der Werte kommt daher eine besondere Bedeutung zu, wobei eine tägliche einmalige Bestimmung ausreichend ist. Auf diese Weise sind neu auftretende Infektionen und Komplikationen mit großer diagnostischer Sicherheit zu erkennen.

Für eine korrekte Interpretation der PCT-Werte ist weiterhin die Kenntnis spezieller Erwartungsbereiche der Plasmakonzentrationen von PCT bei unterschiedlichen Patientenkollektiven oder den entsprechenden Erkrankungen wichtig. Dies gilt insbesondere für den postoperativen Bereich (Kapitel 4.2), für polytraumatisierte Patienten (Kapitel 4.4), nach ausgedehnten Verbrennungen (Kapitel 4.15) und bei Neugeborenen (Kapitel 4.16).

Die Höhe der induzierten PCT-Werte steht in einem engen Zusammenhang mit der Art, der Größe und der Ausbreitung der Infektion und insbesondere mit der Aktivität der hieraus folgenden systemischen Inflammation des Organismus. Bei bakteriellen Erkrankungen und Pilzinfektionen, die auf ein Organ beschränkt sind und die ohne eine septische Symptomatik ablaufen, ist PCT daher oft nicht signifikant erhöht. Dies gilt häufig für Pneumonien. Die gemessenen Werte liegen dann meist unter 2 ng/ml. Bei nichtbakteriellen Erkrankungen, abgesehen von Infektionen mit Protozoen (Malaria) oder Pilzen, treten erhöhte Werte nur in seltenen Fällen auf. Dies gilt auch für schwere Verläufe viraler Infektionen, Autoimmunerkrankungen und Systemerkrankungen oder bei Tumoren (50, 75), wobei Werte von über 2 ng/ml nur in seltenen Fällen überschritten werden.

2.4   Mechanismen der Induktion

Injektion von bakteriellem Endotoxin bei gesunden Probanden

Durch Injektion geringer Mengen bakterieller Endotoxine kann bei Probanden die Synthese von PCT ausgelöst werden. PCT ist dabei nach etwa 2-3 Stunden erstmals im Plasma nachweisbar. Die Werte steigen rasch an, nach 6-12 Stunden wird ein Plateau erreicht. PCT bleibt dann bis zu 48 Stunden erhöht (46, 85, 136, 137). Innerhalb der folgenden 2 Tage gehen die Konzentrationen wieder auf das Ausgangsniveau zurück (Abb. 2.4.1, Abb. 2.6.1) (46). Die Halbwertszeit beträgt etwa 20 bis 24 Stunden (40, 46, 101, 126, 172).

Fallbeschreibung: Akzidentielle Applikation einer bakteriell kontaminierten Infusionslösung

Brunkhorst et al. (40) beschreibt bei einer 76-jährigen Patientin die Applikation einer akzidentiell kontaminierten Infusionslösung (Kontamination mit Acinetobacter baumanii), die unmittelbar nach Applikation zu Schwindel, Tachykardie, Myalgie und innerhalb von 3 Stunden zu 40,3 °C Fieber, und nach 9 Stunden zur disseminierten intravaskulären Gerinnung (DIC) führte. PCT konnte hier erstmals nach 3 Stunden nachgewiesen werden, der Spitzenwert war nach 14 Stunden erreicht (Abb. 2.4.2). Die Halbwertszeit betrug 22,5 Stunden. C-reaktives Protein (CRP) war erst nach 12 Stunden leicht erhöht und erreichte seinen Spitzenwert nach 30 Stunden.

In vitro-Modelle zur Induktion von PCT

Der Nachweis der mRNA von PCT mittels RT-PCR ermöglicht es, in Zellkulturen oder Zellen des Blutes die Induktion der mRNA von PCT zu untersuchen (129). Bakterielle Endotoxine (Lipopolysaccharide, LPS) sind auch hier der stärkste Stimulus. So bewirkt LPS in peripheren mononukleären Zellen des Blutes eine 4-fache bis zu 230-fache Zunahme des Gehalts an mRNA von PCT im Vergleich zu nicht stimulierten Kontrollen. In absteigender Reihenfolge indu-

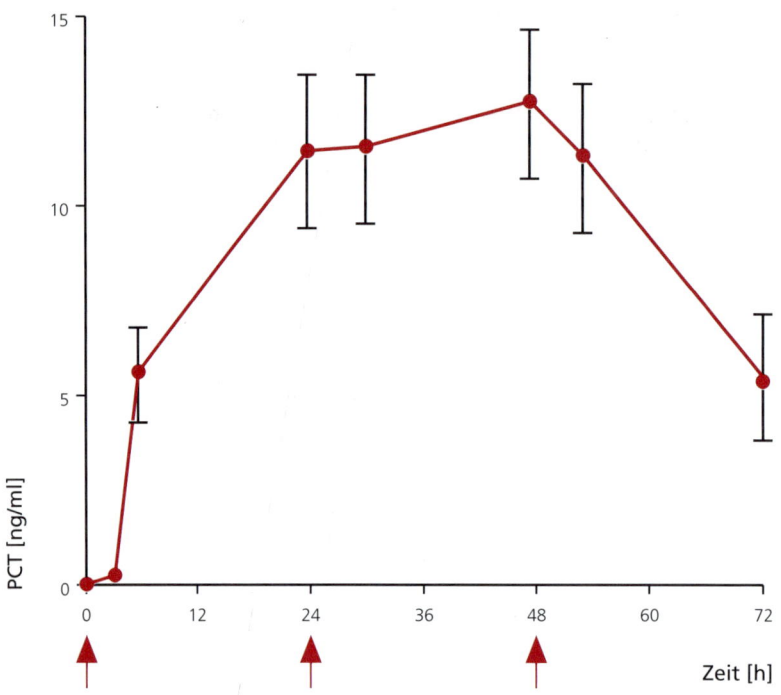

Abbildung 2.4.1

Plasma-PCT-Konzentrationen (ng/ml) von 5 Patienten nach 3 repetitiven Endotoxin-injektionen (Salmonella abortus equi, 4 ng/kg Körpergewicht, Zeitpunkte 0h, 24h, 48h). Die Ergebnisse sind als Mittelwert ± Standardfehler für den Mittelwert (SEM) dargestellt (nach 46).

zieren auch TNF-α, IL-6, IL-1β, IL-2 und Phythohämagglutinin (PHA) die Induktion der mRNA von PCT in diesen Zellen. Für IL-10 konnte eine Induktion nicht nachgewiesen werden (Abb. 2.4.3.) (129). Während nach Stimulation auf Proteinebene ein vorrübergehender Anstieg der intrazellulären Konzentrationen zu beobachten ist, konnte nach Inkubation mit LPS sowohl in Vollblut als auch aus Isolaten peripherer monozytärer Zellen keine signifikante Freisetzung von PCT in das Kulturmedium beobachtet werden (94). Ob hierfür ein inadäquater Stimulus verantwortlich ist, oder ob PCT tatsächlich aus anderen Quellen stammt, kann derzeit nicht beantwortet werden.

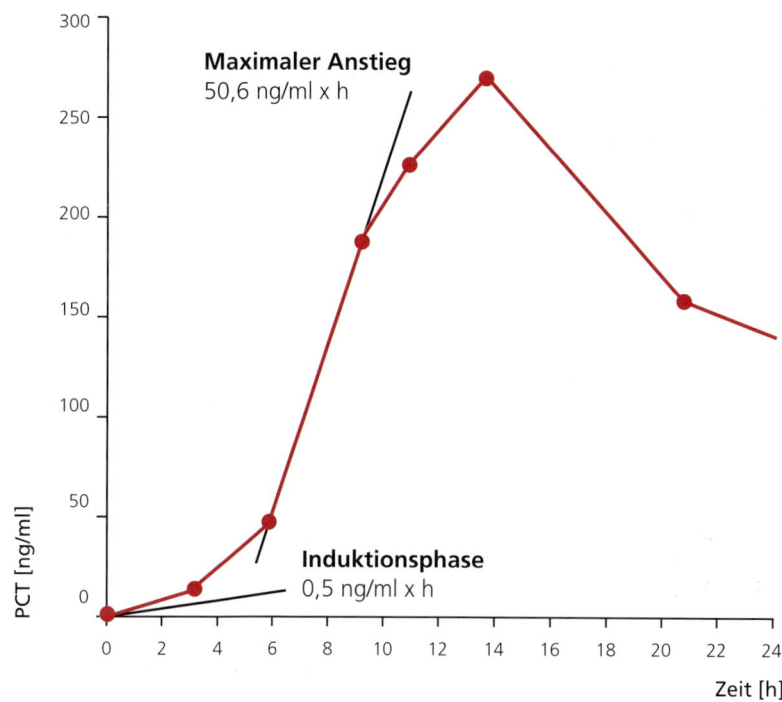

Abbildung 2.4.2

Plasma-PCT-Konzentrationen (ng/ml) nach Infusion einer akzidentiell bakteriell kontaminierten Infusionslösung (Acinetobacter baumanii) bei einer 76-jährigen Patientin.
Die Induktionsperiode kann durch 2 Kinetiken bschrieben werden: in der ersten Phase (< 6h) steigt PCT nach einer Latenzphase von ca. 2-3 Stunden um etwa 0,5 ng/ml
pro Stunde an (erster meßbarer Wert zum Zeitpunkt 3h), dann setzt eine massive Produktion von PCT mit ca. 50 ng/ml pro Stunde in den folgenden Stunden ein (40).

Einfluß von Zytokinen auf die PCT-Induktion

Die Frage, in welchem Ausmaß PCT auch durch einzelne proinflammatorische Mediatoren induziert werden kann, ist nicht endgültig geklärt. Dennoch gibt es zahlreiche Hinweise, die eine Induktion von PCT durch Zytokine und andere Faktoren belegen. Neben
den experimentellen Untersuchungen an isolierten Zellen konnte
auch anhand klinischer Beobachtungen eine Induktion von PCT

durch andere Faktoren als bakterielle Endotoxine festgestellt werden. Bei den bereits beschriebenen experimentellen Untersuchungen induzierten in ex vivo-Kulturen humaner peripherer monozytärer Zellen neben bakteriellen Endotoxinen auch die Mediatoren TNF-α, IL-6, IL-1β, IL-2 sowie Phytohämagglutinin die Bildung einer mRNA von PCT, wenngleich in einem deutlich geringeren Ausmaß (129) (Abb. 2.4.3).

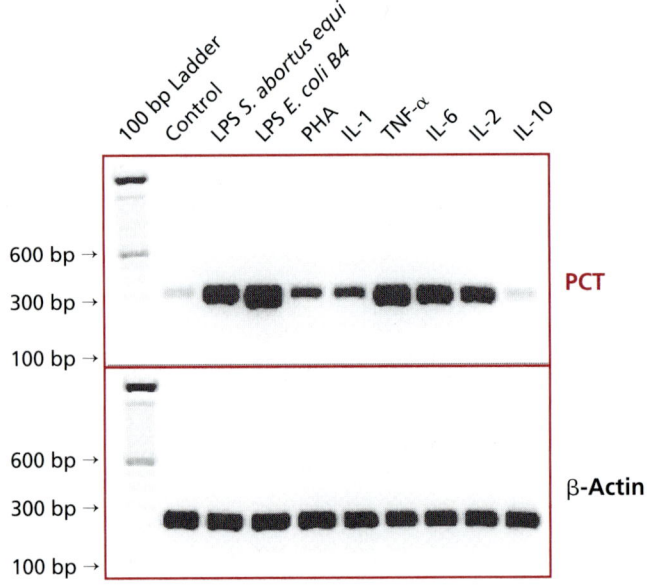

Abbildung 2.4.3

RT-PCR-Analyse von mRNA von PCT und β-Actin in Kulturen von humanen peripheren mononukleären Zellen nach Stimulation mit verschiedenen bakteriellen Endotoxinen, proinflammatorischen Zytokinen und Phytohämagglutinin (PHA) (129).

Bei klinischen Untersuchungen wurden Hinweise gefunden, daß PCT durch die Zytokine TNF-α oder IL-2 freigesetzt werden kann (22, 136). So konnte bei Patienten, die TNF-α zur Immuntherapie unter einem Tourniquet der Extremität erhielten, nach der Öffnung desselben eine deutliche Induktion von PCT beobachtet werden. Ähnliche Beobachtungen wurden für IL-6 gemacht.

Weitere Hinweise auf eine Induktion von PCT unabhängig von bakteriellen Endotoxinen ergeben sich aus den Beobachtungen, daß nach einem Hitzschlag (16), bei akuten Verbrennungen (43, 164), bei polytraumatisierten Patienten (77, 113, 167), bei Neugeborenen (45) und nach primär sterilen Operationen (88, 100, 103, 104) PCT induziert werden kann. So wird bei Verbrennungspatienten PCT innerhalb von 6 Stunden induziert, ohne daß meßbare Konzentrationen an Endotoxinen nachweisbar wären oder aber TNF-α in besonders hohen Konzentrationen gemessen wurde (43). Ebenso haben diese Patienten in der Frühphase klinisch keine Hinweise auf eine bakterielle Infektion.

Dennoch sind bakterielle Toxine nach dem gegenwärtigen Stand der Erkenntnisse der bei weitem stärkste Stimulus für die Induktion von PCT.

2.5   Stabilität und Kinetik

Stabilität von PCT in Blutproben

PCT ist im Gegensatz zu den meisten Zytokinen in den entnommenen Blutproben sehr stabil. Die PCT-Plasmakonzentration nimmt
in 24 Stunden nach der Entnahme nur um etwa 12 % bei Raumtemperatur, und um 6 % bei 4 °C ab (111). PCT kann daher
zusammen mit dem Routine-Labor abgenommen werden, ohne
daß eine spezielle Lagerung erforderlich ist. Lediglich bei längeren
Lagerungs- oder Transportzeiten, oder falls jeder zusätzliche Einfluß auf die Proben vermieden werden sollte, etwa im Rahmen von
Studien, sollten die Proben bis zur Bestimmung gekühlt oder tief-
gefroren werden. Sowohl die Art der Antikoagulation als auch die
Verwendung von Plasma oder Serum beeinflussen die PCT-Mes-
sung nur unwesentlich. Um dennoch tendenzielle Abweichungen
der Werte zu vermeiden, sollte man sich innerhalb eines Kranken-
hauses auf eine standardisierte Entnahmetechnik, Antikoagulation
und Lagerung verständigen (111).

Kinetik und Halbwertszeit von PCT in-vivo

Die Induktion von PCT erfolgt sehr rasch. PCT kann innerhalb von
2-6 Stunden auf eine Stimulation reagieren (siehe Kapitel 2.4). Der
Rückgang der PCT-Werte hängt dann einerseits von der Plasmahalbwertszeit, andererseits von der Neuproduktion von PCT ab.

Nach einem singulären und akuten Stimulus ist eine Halbwertszeit
von PCT von etwa 20-24 Stunden zu erwarten. Dies konnte
anhand der Endotoxinexperimente an gesunden Probanden (46,
85, 137) und nach akzidentieller Applikation einer bakteriell-kon-
taminierten Infusionslösung ermittelt werden (40). Unter klinischen
Bedingungen liegen die aktuellen Eliminationshalbwertszeiten in
vielen Fällen in einem höheren Bereich (101, 172). Die Elimina-
tionshalbwertszeit von PCT ist auch bei eingeschränkter Nieren-
funktion nicht signifikant verlängert (101, 172).

Bei septischem Schock bleiben durch eine anhaltende Produktion von PCT die Plasmaspiegel erhöht. So wurde bei Patienten, die einen septischen Schock überlebten, von einem Rückgang der Plasmaspiegel auf 50 % der Ausgangskonzentration im Mittel nach 2,4 Tagen berichtet. Bei Patienten mit letalem Ausgang der Erkrankung dauerte dies 27 Tage (126).

Aufgrund unserer Erfahrungen reicht bei septischen Patienten ein Rückgang von PCT um mehr als 30 % gegenüber dem Vortag aus, um eine Verbesserung des klinischen Zustands des Patienten zu charakterisieren. Dieser Rückgang sollte jedoch über mehrere Tage zu beobachten sein (mindestens drei Tage) (siehe Kapitel 3.3).

PCT reagiert somit deutlich schneller als C-reaktives Protein, sowohl was die Zeit bis zur Induktion betrifft, als auch bezüglich des Intervalls, das nach Abklingen eines akuten Ereignisses bis zu einem klinisch interpretierbaren Rückgang der Werte vergeht (106, 107, 109, 114).

2.6   PCT und Zytokine

Der zeitliche Ablauf der PCT-Synthese und die Art seiner Induktion zeigen, daß die Bildung von PCT im Zusammenhang mit der inflammatorischen Aktivierung steht und damit eine Beziehung zur Induktion proinflammatorischer Zytokine besteht. Diese Korrelation konnte durch klinische Daten belegt werden (127). Nach dem gegenwärtigen Stand der Untersuchungen ist eine sekundäre Induktion von PCT durch proinflammatorische Zytokine durchaus möglich, jedoch unter klinischen Bedingungen wohl nicht die Hauptursache einer Induktion von PCT. So zeigen neueste Untersuchungen an monozytären Zellen des Blutes, daß auch TNF-α und andere Zytokine eine mRNA von PCT induzieren. Der stärkste Stimulus für die Induktion von PCT sind jedoch auch in diesem System bakterielle Endotoxine (129). Welche klinische Relevanz die ex-vivo durchgeführten Messungen haben, ist nicht geklärt, da die untersuchten Zellen unter den angegebenen Bedingungen keine nennenswerten Mengen an PCT freisetzen (94, 171).

Verlauf von PCT, CRP, TNF-α und IL-6 nach experimenteller Stimulation durch Endotoxin

Nach intravenöser Gabe von bakteriellem Endotoxin tritt PCT erst nach dem Anstieg von TNF-α und IL-6 im Plasma auf. Nachdem die Spitzenwerte von TNF-α und IL-6 erreicht sind, steigen die PCT-Plasmaspiegel nach einer Latenzzeit von etwa 2 Stunden stark an. TNF-α und IL-6 erreichen ihre Höchstwerte etwa 90 Minuten bzw. 180 Minuten nach Endotoxinapplikation (siehe auch Abb. 2.6.1). Spitzenwerte werden für PCT innerhalb von 12-48 Stunden in Form eines Plateaus erreicht. 48 bis 72 Stunden später gehen die Werte langsam wieder zurück (Abb. 2.4.1 und 2.4.2). Im Vergleich hierzu waren Plasmakonzentrationen von C-reaktivem Protein (CRP) 6 Stunden nach Endotoxingabe noch nicht nachweisbar, wie die Untersuchungen von Assicot zeigen (7). Eine vergleichbare Kinetik der Induktion von PCT konnte auch von F. M. Brunkhorst an einer Patientin mit akzidentiell bakteriell kontaminierter Infusionslösung sowie nach thoraxchirurgischen Eingriffen beobachtet werden (Abb. 2.4.2) (40, 175).

Klinischer Verlauf von PCT und Zytokinen

Klinisch ist beim akuten Verlauf einer Infektion eine ähnliche zeitliche Korrelation zu IL-6 und TNF-α erkennbar wie bei den zuvor beschriebenen experimentellen Untersuchungen. So folgen bei akuten Infektionen die PCT-Spiegel den IL-6- und TNF-α-Werten mit wenigen Stunden Verzögerung (Abb. 2.6.1) (175). Bei einem raschen Abklingen der Entzündung gehen die PCT-Werte erst nach dem Rückgang von IL-6 zurück, jedoch deutlich vor dem Abklingen der erhöhten CRP-Werte. Eine klinische Korrelation von PCT und TNF-α beschreibt bereits 1994 Zeni et al. (169) bei Patienten mit schwerer Sepsis und septischem Schock. Die Korrelation r betrug dabei 0,477 (p = 0,0067, n = 27, Spearman-Korrelation).

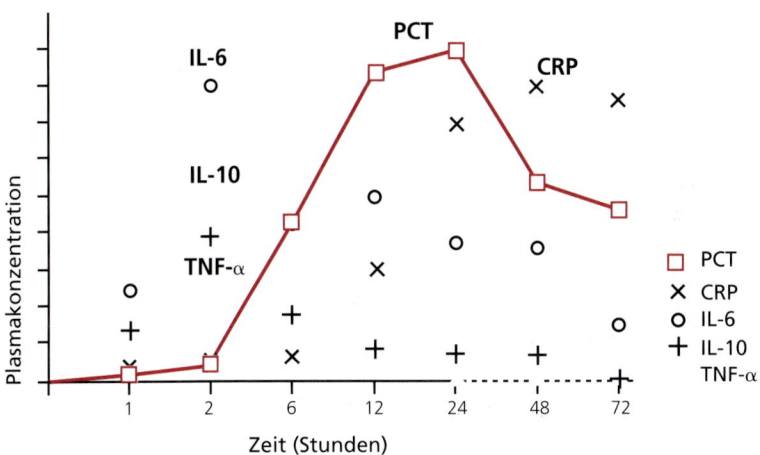

Abbildung 2.6.1

Zeitlicher Verlauf der Plasmakonzentrationen von Procalcitonin, C-reaktivem Protein und Zytokinen nach einem operativen Trauma. Schematische Darstellung (175).

Bei subakuten und chronischen Entzündungen kann sich die Kinetik von PCT im Vergleich zur Kinetik von IL-6, TNF-α und CRP deutlich unterscheiden. In diesen Fällen können die Konzentrationen der Zytokine wesentlich stärker schwanken, als durch das klinische Erkrankungsbild zu vermuten wäre. Im Gegensatz hierzu bietet gerade PCT eine wesentlich bessere Korrelation mit dem Verlauf der Erkrankung, als dies bei Zytokinen oder aber bei CRP der Fall wäre (siehe Fallbeschreibungen und Kapitel 3 „Sepsis, Schock und Multiorganversagen").

PCT als Surrogatmarker

In einer statistischen Analyse konnte Oberhoffer et al. (127) eine Korrelation der Plasmaspiegel von PCT mit den Zytokinen TNF-α und IL-6 nachweisen. Sowohl die Werte von CRP als auch PCT waren signifikant mit TNF-α und IL-6 korreliert. Die Vorhersagewahrscheinlichkeit, eine bestimmte Konzentration an TNF-α oder IL-6 zu erkennen, war für PCT am höchsten. So betrug die Fläche unter der Kurve (AUC) bei der Analyse mittels des „Receiver-Operating Characteristics" (ROC)-Verfahrens für die Vorhersagewahrscheinlichkeit eines TNF-α-Wertes von über 40 pg/ml 0,81 und 0,79 für IL-6-Werte über 500 pg/ml. Für CRP lagen die entsprechenden Werte bei nur 0,73 und 0,72, für Leukozyten und Körpertemperatur waren sie deutlich unter 0,6.

Nur geringe Downregulation bei PCT

Vergleicht man den Verlauf der Plasmakonzentrationen von Zytokinen und von PCT, fällt auf, daß bei PCT, im Gegensatz zu den meisten Zytokinen, eine Downregulation in aller Regel nicht beobachtet wird. So liegen nach den derzeitigen klinischen Erfahrungen auch nach längerem Verlauf einer Sepsis die PCT-Werte deutlich oberhalb des Normalbereichs. Bei länger andauernden und schweren Krankheitsverläufen können jedoch in einzelnen Fällen niedrigere Werte auftreten, ohne daß eine deutliche Besserung der klinischen Situation auffallen würde. Meist ist hier eine Infektion aber nicht mehr nachweisbar. Beim erneuten Auftreten einer Infektion reagiert PCT in der Regel wieder mit einem Anstieg der Plasmaspiegel.

Experimentelle Untersuchungen an gesunden Probanden konnten bei repetitiven Endotoxininjektionen einen Rückgang der PCT-Konzentrationen 72 Stunden nach dem ersten Stimulus nicht aufhalten (1, 8, 9) (Abb. 2.4.1). Dies muß als Hinweise auf eine mögliche Downregulation gewertet werden. Dabei könnte das Ausbleiben einer Zytokin- oder TNF-α-Antwort als möglicher Co-Stimulus der PCT-Induktion auf den Endotoxinreiz eine Rolle spielen. So ist für TNF-α und andere Zytokine eine starke Downregulation nach repetitiven Endotoxingaben bekannt.

Die Reaktionsfähigkeit von PCT bleibt somit in den meisten Fällen auch bei protrahierter systemischer Inflammation erhalten. Mit PCT ist daher eine bessere Verlaufsbeurteilung möglich als beispielsweise durch TNF-α, IL-6 oder CRP. Abgesehen von einer Downregulation reagieren TNF-α und IL-6 oft sehr unspezifisch und weisen zum Teil erhebliche Schwankungen der Tagesspiegel auf, die zwar auf eine momentane Aktivierung oder Supprimierung der Immunreaktion hinweisen, aber eine klinisch relevante Verlaufsbeurteilung erschweren. Ähnlich reagiert CRP sehr stark auf unspezifische Ereignisse und in den meisten Fällen finden sich auch nach Abklingen der akuten Entzündungsreaktion noch erhöhte CRP-Werte. Auch erreichen die CRP-Werte bei septischen Erkrankungen bereits frühzeitig ihren maximalen Bereich, so daß aufgrund der übersteuerten Werte durch CRP nur wenig zusätzliche Informationen zu erhalten sind. Die erwähnten Parameter haben daher einen deutlich schlechteren Bezug zum klinischen Verlauf einer Sepsis als PCT.

Immunologische Wirkungen

Zahlreiche Faktoren lassen vermuten, daß PCT eine funktionelle Bedeutung bei der Immunabwehr zukommt. Argumente, die diese Hypothese unterstützen, sind die unmittelbare zeitliche Korrelation der Induktion von PCT als Folge eines entsprechenden inflammatorischen Ereignisses, die rasche Kinetik der Synthese von PCT, und die Spezifität der Induktion durch proinflammatorische Stimuli. Weiterhin sind die hohen Konzentrationen an PCT auffällig, die im Zusammenhang mit einer floriden bakteriellen Infektion entstehen. Experimentelle Untersuchungen stützen die Hypothese einer immunologischen oder immunmodulatorischen Wirkung von PCT.

PCT als Letalfaktor im tierexperimentellen Schockmodell

Tierexperimentelle Untersuchungen am Hamster geben deutliche Hinweise auf eine mögliche funktionelle Bedeutung von PCT im Rahmen der Immunantwort. Die Untersuchungen wurden von Nylen et al. am bakteriell-induzierten septischen Schock des Hamsters durchgeführt und in Critical Care Medicine publiziert (123). Die Wirkungsmechanismen und die Art der Interaktion, mit der PCT mit immunologischen Funktionen interferiert, konnte durch diese Untersuchungen nicht aufgeklärt werden.

Nylen et al. löste durch intraperitoneale Applikation von E. coli einen bakteriell-induzierten septischen Schock beim Hamster aus. Er konnte an diesem Tiermodell zeigen, daß eine Neutralisation von PCT mittels spezifischer Antikörper die Letalität der Tiere nahezu verhindert: So betrug nach prophylaktischer Gabe der Antikörper die Letalität nur 6 % gegenüber 62 % in der Kontrollgruppe ($p < 0,0001$, log-rank-Test). Die Letalität konnte auch dann signifikant gesenkt werden, wenn das PCT-Antiserum eine Stunde nach Induktion der Infektion appliziert wurde. Hier war ein Rückgang der Letalität von 82 % in der Kontrollgruppe auf 54 % in der behandelten Gruppe zu beobachten ($p < 0,022$, log-rank-Test). Während die experimentelle Applikation von humanem PCT bei den gesunden Tieren keine toxischen Effekte zeigte, war bei gleichzeitiger Induktion des bakteriellen Schocks eine Zunahme der Letalität durch artifiziell zugeführtes humanes PCT (30 µg/kg) von 56 % auf 93 % (p = 0,02, log-rank-Test) zu beobachten (Abb. 2.7.1).

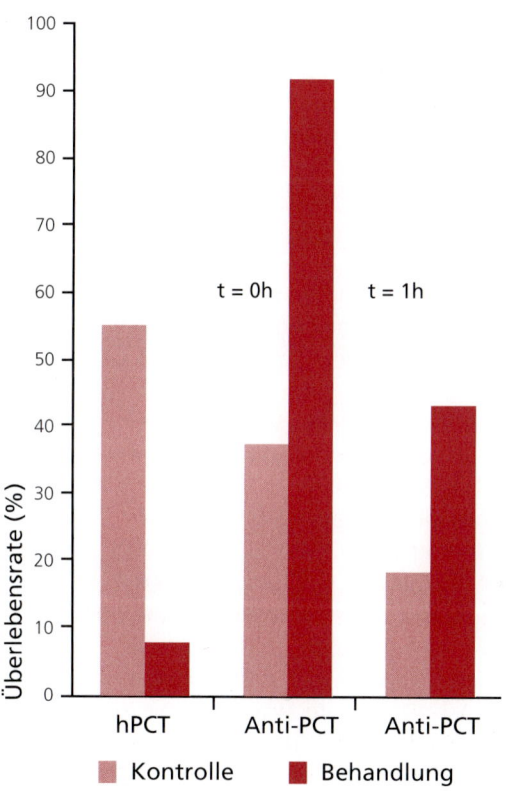

Abbildung 2.7.1

Procalcitonin als möglicher Letalfaktor in einem bakteriellen Schockmodell des Hamsters: Die Applikation von humanem PCT führt zu erhöhter Letalität in diesem Modell (Gruppe hPCT), während anti-PCT-wirksame Antikörper protektiv wirken. Die protektive Wirkung ist sowohl bei prophylaktischer Gabe (Gruppe Anti-PCT links) als auch bei therapeutischer Applikation zu beobachten (Gruppe Anti-PCT rechts). Die Applikation des Anti-PCT-Antikörpers erfolgte in der therapeutischen Gruppe (rechts) erst eine Stunde nach Induktion des Endotoxinschocks durch i.p.-Applikation von bakteriellen Pellets mit 5 x 10^8 koloniebildenden Einheiten E. coli O18:K1:H7 (nach 123).

Ein Nachweis spezifischer immunologischer Wirkungen fehlt

Unabhängig von diesen Untersuchungen wurde von unserer Arbeitsgruppe der Einfluß von synthetischem PCT auf verschiedene immunologische Systeme in-vitro untersucht. Die zunächst vermutete inhibitorische Wirkung von PCT auf den Eicosanoidstoffwechsel konnte durch Verwendung unterschiedlicher Präparationen von PCT und den Einsatz spezifischer anti-Calcitonin- und anti-Katacalcin-Antikörper in ihrer Spezifität nicht bestätigt werden. Vielmehr ist der Einfluß von PCT auf Eicosanoide und auf cyclo-AMP geringer als der von Lachs-Calcitonin einzuschätzen (31).

Ebensowenig konnten wir eine direkte Stimulation von Zytokinen durch PCT beobachten. Die induzierbare Stickstoffmonoxid-Bildung soll unter dem Einfluß von PCT vermindert sein (177).

In humanem Vollblut war eine geringfügige, aber signifikante Modulation der Endotoxin-stimulierten Produktion von TNF-α und IL-6 durch synthetisches PCT zu beobachten (31, 150). Die hier festgestellte Hemmung der Sekretion von TNF-α und IL-6 durch PCT beträgt etwa 20-30 % im Vergleich zur nicht exponierten Kontrolle. Sie bewegt sich damit in einem Bereich, für den eine immunologisch bedeutsame Wirkung in-vivo eher unwahrscheinlich ist.

Weitere Hinweise dafür, daß PCT immunologische Funktionen wahrnehmen könnte, wird durch die Kenntnis von Bindungsstellen für Calcitonin auf T- und B-Lymphozyten unterstützt (99). Calcitonin-Rezeptoren induzieren G-Protein-vermittelte intrazelluläre Aktivierungen, darunter beispielsweise die Erhöhung intrazellulärer cAMP-Spiegel, aber auch die Aktivierung der Phosphatidylcholin-spezifischen Phospholipase C (PC-PLC), die ein wichtiges Schlüsselenzym für die Aktivierung von inflammatorischen Prozessen ist (55, 58).

Möglicherweise hat PCT intrazelluläre Funktionen

Computergestützte Sequenzanalysen der Aminosäure- und DNA-Sequenz geben Hinweise auf mögliche Funktionen von PCT. Diese sind jedoch rein hypothetisch und müssen erst durch funktionelle und biochemische Untersuchungen nachgewiesen werden. So sind auf der Proteinsequenz von PCT potentielle Phosphorylierungs-stellen, aber auch Sequenzhomologien zu Tubulin-bindenden Proteinen zu finden. Auch könnte nach Ansicht des Autors PCT eine mögliche Rolle bei der Regulation der Vasomotilität einnehmen. Experimentelle Hinweise für diese Hypothese fehlen jedoch, so daß diese Überlegungen zunächst Spekulation bleiben müssen. Unabhängig von diesen Untersuchungen konnte durch eine immun-histochemische Anfärbung von Gewebeschnitten septischer Patienten eine Bindung von Anti-Katacalcin-Antikörpern an Gefäß-endothelien, aber auch an anderen Zellen und Geweben beobachtet werden (94) ebenso wie eine Bindung im Bereich des mikro-tubolären Zytoskeletts der Zelle (171). Da die Spezifität dieser immunologischen Untersuchungsverfahren jedoch gering ist, müssen diese Beobachtungen durch weitere und spezifischere Verfahren ergänzt werden.

Mögliche hormonelle Wirkungen: Calcium- und Phosphathaushalt

Tierexperimentelle Untersuchungen am Hamster zeigen, daß bei experimentell induzierter Sepsis parallel zum Anstieg Calcitonin-immunreaktiver Proteine (darunter PCT) die Calcium- und Phosphatkonzentrationen im Blut verändert sind (159). In diesem Modell wurde ein Rückgang der Serum-Calcium-Werte und ein Anstieg der Phosphatspiegel beobachtet. Die bei klinischen Studien erhobenen Daten sind dagegen uneinheitlich und können die am Tiermodell gewonnenen Ergebnisse in dieser Form nicht immer bestätigen. So wurde von Nylen et al. (120) bei Patienten mit Pneumonie eher ein Anstieg von Calcium und Phosphat berichtet. Ebenfalls wurde bei schweren Formen der Malaria von veränderten Serum-Calcium-Werten und Phosphatspiegeln berichtet, ohne daß jedoch ein unmittelbarer Bezug zu PCT nachweisbar wäre (47, 48).

Bei der Bewertung funktioneller Aspekte ist zu berücksichtigen, daß funktionelle Gruppen am Protein im Bereich der Calcitoninsequenz möglicherweise durch die Koppelung an Katacalcin bzw. N-PCT funktionell fixiert sind. Dagegen ist zu vermuten, daß es auch bei PCT zur Ausbildung einer Ringstruktur über Disulfidbrücken (Cystein 1-7 der Calcitoninsequenz) kommt. Die Ringstruktur ist offenbar für die Aktivierung der Rezeptoren nicht zwingend erforderlich (168), jedoch nimmt die Funktion von Calcitonin bei Verlust der N-terminalen Aminosäuren ab, während die Affinität zum Rezeptor weitgehend erhalten bleibt. Dies ist beim Vergleich der Tertiärstruktur von PCT gegenüber Calcitonin zu berücksichtigen.

Phylogenetisch ist die Existenz eines stabilen und bei mehreren Tierspezies vorhandenen Prohormons ein Hinweis darauf, daß PCT im Organismus möglicherweise eine wichtige funktionelle Bedeutung hat. Dennoch ist ein Nachweis von inflammatorisch induziertem PCT nicht bei allen Tierarten möglich.

2.8   PCT in verschiedenen Körperflüssigkeiten

Die Frage nach PCT-Konzentrationen in verschiedenen Körperflüssigkeiten wird oft gestellt. Brunkhorst et al. (41) hat den PCT-Gehalt in verschiedenen Körperflüssigkeiten gemessen, um Hinweise auf die Herkunft von PCT zu erhalten, und um eine möglicherweise lokal gesteigerte Produktion von PCT als Marker für eine örtliche Infektion des entsprechenden Kompartiments oder Organs differentialdiagnostisch zu verwenden.

Keine erhöhte PCT-Produktion in speziellen Kompartimenten

Die Antwort auf die Frage einer spezifischen Induktion von PCT in verschiedenen Kompartimenten des Körpers mußte negativ beantwortet werden. Es gibt keine spezifische Produktion von PCT in speziellen Körperflüssigkeiten, etwa im Liquor bei Meningitis, im Aszites bei Peritonitis oder in der Pleuraflüssigkeit oder bronchoalveolären Lavage bei Pneumonie. Der Gehalt an PCT in diesen Körperflüssigkeiten ist auch bei hohen PCT-Plasmakonzentrationen gering. Eine Ausnahme stellt Aszitesflüssigkeit dar. Hier wurden etwa zwei Drittel der Konzentration der PCT-Plasmaspiegel gefunden, aber keinesfalls höhere PCT-Werte als im Blut. Nach Untersuchungen von Leon et al. (92) korrelieren die PCT-Spiegel im Pleuraerguß ebenfalls mit den Serumwerten von PCT.

Im Urin schwanken die gemessenen PCT-Werte in einem weiten Bereich. In Abhängigkeit von der Konzentration des Urins kommen PCT-Werte vor, die deutlich unter dem Plasmaspiegel liegen, aber auch solche, die die Plasmakonzentration annähernd erreichen. Im Mittel sind im Urin etwa 25 % der Plasmakonzentrationen nachzuweisen (172). Die Nierenfunktion hat dabei auf die Plasma-Eliminationsrate von PCT und die PCT-Plasmaspiegel keinen signifikanten Einfluß (101, 172).

Auch die PCT-Konzentrationen im Ultrafiltrat bei Hämofiltration haben wir bestimmt. Bei Verwendung einer Polysulfonmembran (Baxter Renaflo®II PSHF 1200, einer häufig verwendeten Filtrationsmembran) erfolgt eine meßbare Elimination von PCT im Ultra-filtrat (Siebkoeffizient = 0,24). Jedoch hat nach den bisherigen Untersuchungen diese Filtration ebenfalls keinen signifikanten Ein-fluß auf die Höhe und Eliminationsrate der Plasmaspiegel. Dies gilt auch für die Hämodiafiltration (174).

Bei der Bestimmung von PCT aus anderen Körperflüssigkeiten als Blutplasma oder Serum ist zu beachten, daß das Standardmeßver-fahren mit dem Lumitest® PCT-Testkit hier nicht ohne weiteres angewendet werden kann. Je nach Beschaffenheit der zu mes-senden Probe muß entweder „Nullserum" („Zero-Serum") zuge-geben werden oder eine „Wiederfindungsmethode" mit Zusatz einer definierten Menge an PCT zu einer zusätzlichen Probe und einer Kontrollmessung durchgeführt werden.

3 Sepsis, Schock und Multiorganversagen

3.1 Komplikation der Infektion: Sepsis und septischer Schock

Die wohl häufigste und eine der wichtigsten Indikationen der Bestimmung von PCT ist die Überwachung und Verlaufsbeobachtung von Patienten mit einem hohen Risiko für Infektionen: PCT erkennt mit großer Sicherheit systemische Komplikationen von bakteriellen Infektionen. Der Beginn einer schweren Sepsis wird durch keinen herkömmlichen Parameter so signifikant beschrieben wie durch PCT. Erhöhte PCT-Werte gelten daher als ein Alarmzeichen, um die Folgen der beginnenden Erkrankung rechtzeitig zu erkennen und zu behandeln: regionale Perfusions- und Mikrozirkulationsstörungen, Gerinnungsstörungen oder metabolische Veränderungen sind nur einige Symptome, in deren Folge häufig ein Multiorganversagen (MODS) auftritt.

PCT zeigt eine gute Korrelation zur Aktivität der Inflammation und zum Schweregrad der Sepsis. Der Parameter ist daher prädisponiert für die Verlaufsbeurteilung und Therapiekontrolle bei Sepsis und MODS. Überschreitet die systemische Inflammation infolge einer Infektion den Bereich, den eine normale Immunantwort auszeichnet, erfolgt die Induktion von PCT prompt und zuverlässig, und die Plasmaspiegel klingen bei Rückgang der entzündlichen Aktivität rasch wieder ab.

PCT erkennt hochsignifikant systemische Komplikationen einer Infektion

PCT ist im Gegensatz zu anderen Parametern mit hoher Differenzierungswahrscheinlichkeit in der Lage, die Komplikation einer Infektion durch Zeichen der systemischen Inflammation mit beginnender organischer oder metabolischer Manifestation, also die Diagnose einer „schweren Sepsis" oder des „septischen Schocks" zu erkennen (77, 131, 169) (Abb. 3.1.4). Die Bezeichnung der

„schweren Sepsis" und des „septischen Schocks" bezieht sich dabei auf die Definition der Sepsis nach den Kriterien der Konsensus-Konferenz von 1992 (ACCP/SCCM-Kriterien (5), Abb. 3.1.1). Lediglich Neopterin kommt bei einigen Studien den Eigenschaften von PCT nahe, der Parameter wird jedoch auch bei nicht-bakteriellen entzündlichen Erkrankungen induziert. Auch bei protrahiertem Schock nicht-bakterieller Ätiologie kommt es zu einer Induktion von PCT (kardiogener Schock, Schock bei MODS). Vermutlich geschieht die Induktion von PCT hier infolge einer bakteriellen Translokation und durch proinflammatorische Zytokine.

Definition der Sepsis nach ACCP/SCCM-Kriterien

Unter „Sepsis" wird entsprechend der Definition der ACCP/SCCM-Kriterien von 1992 (5) die Komplikation einer bakteriellen Infektion durch Zeichen der systemischen Inflammation („SIRS") verstanden. Hier liegen zunächst keine Organfunktionsstörungen oder eine arterielle Hypotonie („Schock") vor. Erst bei „schwerer Sepsis" (severe sepsis) oder „septischem Schock" (septic shock) kommt es zu Veränderungen, die durch Organdysfunktion bzw. Schocksymptomatik gekennzeichnet sind. Im europäischen Sprachgebrauch versteht man dagegen unter dem Begriff „Sepsis" im allgemeinen schwere Formen einer Sepsis, die gemäß den ACCP/SCCM-Kriterien als „severe sepsis" („schwere Sepsis") oder „septic shock" („septischer Schock") zu bezeichnen wären. Im folgenden wird der Begriff „Sepsis" daher im Sinne der Definition der ACCP/SCCM-Kriterien angewandt. Die Definition der ACCP/SCCM-Kriterien ist in Abb. 3.1.1. dargestellt.

Korrelation zum Schweregrad der Sepsis

Erste Daten zur Korrelation von PCT mit dem Schweregrad der Sepsis wurden von Zeni 1993 veröffentlicht (169). Zeni untersuchte 145 Patienten einer Notaufnahmestation mit Verdacht auf Infektionen. Die Sepsis-Klassifizierung nach den Kriterien von R.C. Bone (5, 28) in vier Kategorien zeigte deutlich höhere PCT-Werte bei zunehmend schwerer Sepsissymptomatik (Abb. 3.1.2).

Die Definitionen der systemischen Inflammation und Sepsis nach den Kritierien der Konsensus-Konferenz der „American College of Chest Physicians/Society of Critical Care Medicine (ACCP/SCCM)"

Systemisches Inflammationssyndrom: „SIRS"

(Systemic Inflammatory Response Syndrome)

Mindestens 2 der folgenden Kritierien müssen erfüllt sein:
- Fieber oder Hypothermie
  - Körperkerntemperatur > 38 °C oder < 36 °C
- Tachykardie
  - Kammerfrequenz > 90/min
- Tachypnoe oder Hyperventilation
  - > 20 Atemzüge/min oder PaCO2 < 4,3 kPa (< 32 mmHg)
- Leukozytose oder Leukopenie oder Linksverschiebung im Differentialblutbild
  - > 12 G/l oder < 4 G/l oder unreife/Gesamtzahl der neutrophilen Granulozyten > 0,1

**„SIRS": bei nicht-infektiöser Ätiologie
„Sepsis": Symptome des SIRS und infektiöse Ätiologie**

„Schwere Sepsis"
Symptome der Sepsis
und
- *Organ-Dysfunktion*
und
- *Hypotension*
  - arteriell-systolischer Blutdruck < 90 mmHg,
  - der Abfall der RR-Werte um mehr als 40 mmHg
oder
- *Hypoperfusion mit systemischer Manifestation*
  - Lactat-Azidose
  - Oligurie
  - ZNS-Symptomatik
  - andere Organmanifestationen

„Schwere Sepsis": „Sepsis" + Organdysfunktion

„Septischer Schock"
„Sepsis" oder "schwere Sepsis"
und
- *Hypotension*
  - trotz Flüssigkeitsgabe
und
- *Hypoperfusion,*
  - wie bei „schwere Sepsis"

„Septischer Schock": Sepsis/schwere Sepsis + Hypotonie (katecholaminpflichtig)

Abbildung 3.1.1

Kriterien der systemischen Inflammation und Sepsis nach Definition der ACCP/SCCM Konsensus-Konferenz (1992) [5.67]. Bei alleiniger SIRS-Symptomatik (2, 3 oder 4 Kriterien nach ACCP/SCCM ohne Nachweis einer Infektion) wird nur eine geringfügige oder keine PCT-Induktion beobachtet. „Schwere Sepsis" und „septischer Schock" sind dagegen durch gestörte Organperfusion, arterielle Hypotension und metabolische Veränderungen gekennzeichnet. Hier wird PCT besonders stark induziert.

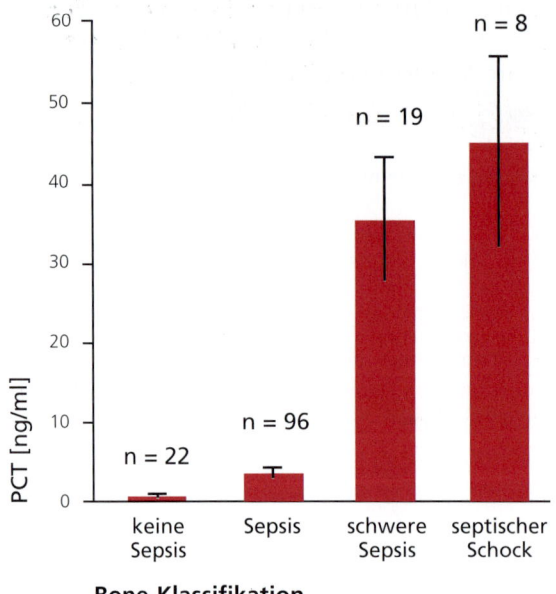

Abbildung 3.1.2

Korrelation von PCT zum Schweregrad einer Sepsis. Die Sepsis-Klassifikation nach den Kritierien von R. Bone (5, 28) in 4 Kategorien zeigt deutlich höhere PCT-Werte bei zunehmend schwererer Sepsissymptomatik (nach 169).
n = Anzahl der Patienten.

Nach den Untersuchungen von Gramm et al. (persönliche Mitteilung) an 63 Patienten mit systemischer Inflammation und Infektionen konnten nur der APACHE III-Score, PCT und Neopterin mit hoher Signifikanz die Diagnose eines SIRS vom der einer „severe sepsis" unterscheiden. Parameter wie CRP, IL-6, IL-8, IL-10, Leukozytenzahl und Elastase waren hierzu nur mit deutlich geringerer Genauigkeit in der Lage (Abb. 3.1.3). Untersuchungen anderer Autoren haben diese Ergebnisse bestätigt (77, 125, 131).

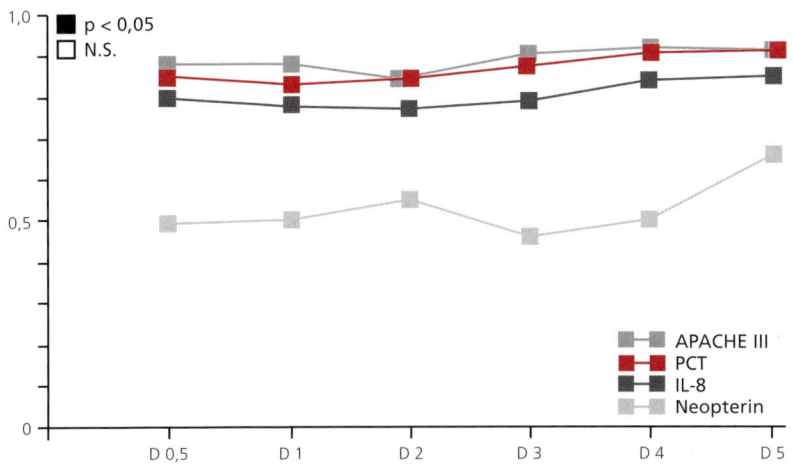

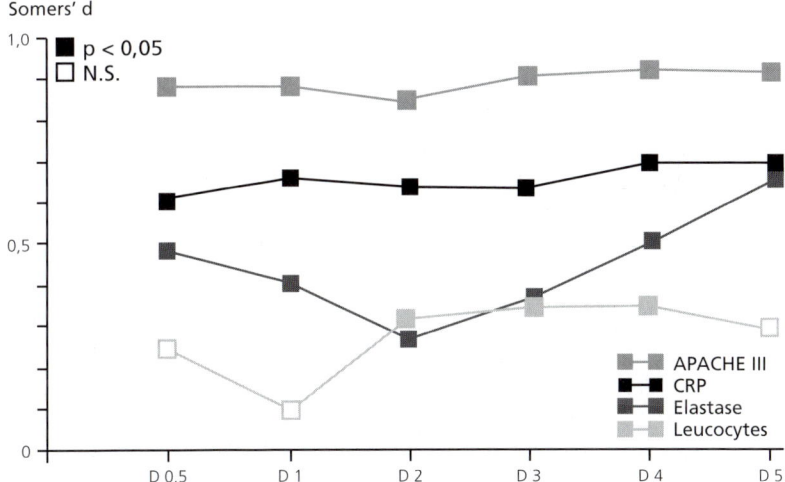

Abbildung 3.1.3

Statistische Kennziffern zur Unterscheidung von „SIRS" und „schwerer Sepsis". Dargestellt sind die Werte der Korrelationskoeffizienten (0 bis 1) der Kendall'schen Rang-Korrelation, D-Tag (H.-J. Gramm et al., mit freundlicher Genehmigung des Autors).

Nur PCT und Neopterin differenzieren zwischen „Sepsis" und „schwerer Sepsis"

Der Komplikation einer Sepsis durch metabolische und funktionelle Organfunktionsstörungen und damit der Übergang zur „schweren Sepsis" oder zum „septischen Schock" ist durch einen hochsignifikanten Anstieg von PCT gekennzeichnet. Herkömmliche Parameter der Inflammation und Infektion können diese Stadien der Sepsis statistisch nicht signifikant differenzieren (77, 125, 131).

Eine Unterscheidung von „SIRS" und „Sepsis" ist durch PCT dagegen nicht in allen Fällen mit ausreichender Sicherheit möglich. C-reaktives Protein (CRP) kann nach den Untersuchungen von Oberhoffer et al. bei der Differenzierung der Diagnose eines „SIRS" gegenüber einer „Sepsis" zusätzliche Informationen bieten. Dies stimmt mit der Beobachtung überein, daß CRP im Vergleich zu PCT bereits bei einem geringeren Schweregrad einer Infektion reagiert, also „sensitiver" ist. Nachteile der hohen Sensitivität sind jedoch die unspezifische Induktion und die Tatsache, daß CRP bei Sepsis und septischem Schock bereits in seinem Wertebereich übersteuert ist und daher wenig zusätzliche Informationen liefern kann (105). Auch reagiert CRP langsamer als PCT – sowohl beim Anstieg als auch beim Rückgang der Werte. Alle anderen untersuchten Parameter, wie TNF-α, IL-6 oder PMN-Elastase, hatten eine deutlich geringere Fähigkeit zur Differenzierung des Schweregrads der systemischen Inflammation entsprechend der Definition der ACCP/SCCM-Kriterien (77, 125, 131).

Die besonders hohe Spezifität von PCT für die Diagnose einer schweren Sepsis oder eines septischen Schocks im Gegensatz zu einer Erkrankung, die nur mit den Symptomen eines „SIRS" oder einer „Sepsis" im Sinne der ACCP/SCCM-Definitionen einhergeht, ist im Vergleich zu anderen Parametern in Abbildung 3.1.4 und 3.1.5 dargestellt. Entsprechende Daten wurden bei einer Untersuchung gewonnen, die Lestin und Scherkus (77) (Abb. 3.1.4) sowie Oberhoffer et al. (125) (Abb. 3.1.5) an intensivpflichtigen Patienten erhoben haben. In beiden Studien differenziert PCT mit hoher Signifikanz das Fortschreiten der Erkrankung vom „SIRS" bzw. der „Sepsis" zur „schweren Sepsis" oder dem „septischen Schock". Kein anderer Parameter ist mit vergleichbarer Sicherheit in der Lage, diese Stadien der Erkrankung zu unterscheiden. Lediglich Neopterin hat ähnliche Eigenschaften, wenngleich es nicht das Signifikanzniveau von PCT erreicht. Eine Differenzierung ist durch Parameter wie Leukozyten, Elastase, CRP, AT III, D-Dimere und Laktat nur in Einzelfällen möglich. Zu ähnlichen Ergebnissen kommen auch die Untersuchungen von Gramm et al. (Abb. 3.1.3).

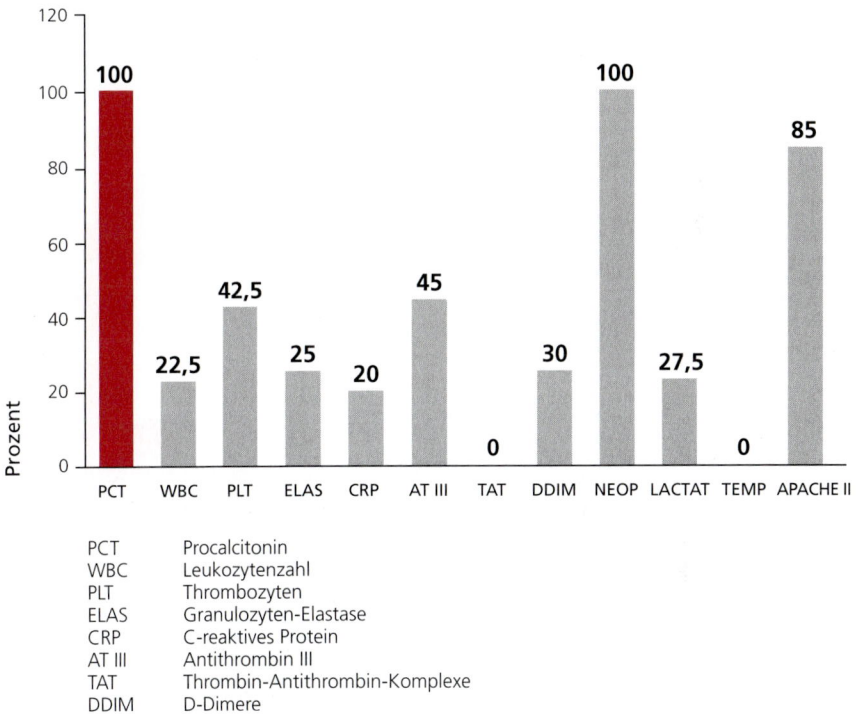

PCT	Procalcitonin
WBC	Leukozytenzahl
PLT	Thrombozyten
ELAS	Granulozyten-Elastase
CRP	C-reaktives Protein
AT III	Antithrombin III
TAT	Thrombin-Antithrombin-Komplexe
DDIM	D-Dimere
NEOP	Neopterin
TEMP	Temperatur

Abbildung 3.1.4

Die Differenzierungswahrscheinlichkeiten von SIRS zu Sepsis einschließlich schwerer Formen der Sepsis liegen zwischen 90 und 100 % für PCT und Neopterin. Herkömmliche Parameter ermöglichen nur sporadisch die Differenzierung dieser Erkrankungen (77, mit freundlicher Genehmigung der Autoren).

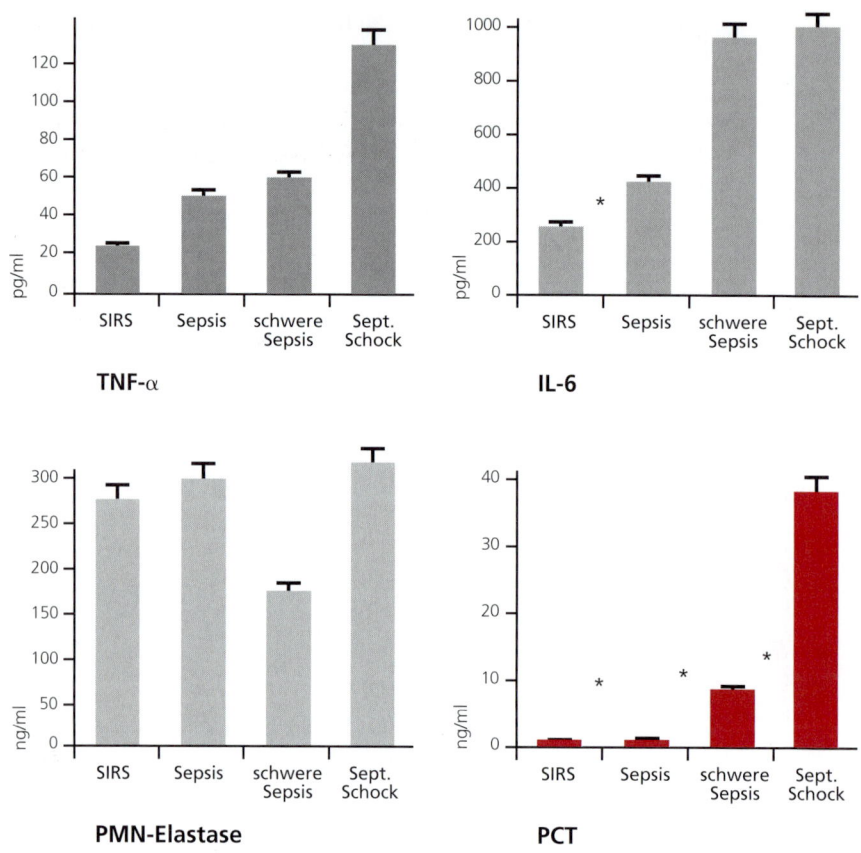

Abbildung 3.1.5

Vergleich der Plasmaspiegel von TNF-α, IL-6, Elastase und PCT bei zunehmendem Schweregrad der systemischen Inflammation und Sepsis entsprechend den ACCP/SCCM-Kriterien (Daten von 100 Patienten, die länger als 48 Stunden intensivpflichtig waren), *, $p < 0{,}05$. (M. Oberhoffer, mit freundlicher Genehmigung des Autors).

Gibt es einen Grenzwert für die Diagnose einer schweren Sepsis?

Der „Cut-off"-Wert zur Diagnose einer schweren Sepsis und eines septischen Schocks betrug nach den Untersuchungen von Gramm et al. (persönliche Mitteilung) 5,5 ng/ml PCT, mit einer Sensitivität von 81 % und einer Spezifität von 94 % für die Diagnose einer generalisierten Inflammation. Auch von anderen Autoren werden PCT-Werte im Bereich von 5-10 ng/ml als wichtiger Grenzwert für die Diagnose einer schweren systemischen Inflammation infolge einer Infektion genannt (61, 75, 77, 87, 158). Hammer (158) und Lestin (77) geben dabei PCT-Plasmakonzentrationen, die 10 ng/ml überschreiten, als deutlichen Hinweis auf eine generalisierte Infektion an. Spätestens beim Auftreten dieser Plasmakonzentrationen sollte die entsprechende Diagnostik intensiviert und eine spezifische Therapie eingeleitet werden. Da aufgrund unterschiedlicher Ätiologie der Erkrankungen bei verschiedenen Patientenkollektiven und in verschiedenen Fachgebieten mit unterschiedlichen Werten gerechnet werden muß, sind die Ergebnisse einzelner Untersuchungen in Tabelle 3.1.1 dargestellt.

Tabelle 3.1.1

PCT bei Erkrankungen verschiedenen Schweregrads, die durch Symptome der systemischen Inflammation oder Infektion gekennzeichnet sind. Angegeben sind der Bereich der PCT-Werte und ihre Sensitivität und Spezifität bei den entsprechenden Diagnosen.

Erkrankung, Schweregrad	PCT [ng/ml], statistische Verteilung	Anzahl der Patienten
1 SIRS	0,6 ± 2,2	215
2 SIRS + Infektion	6,6 ± 22,5	53
3 Septischer Schock	34,7 ± 68,4	20
	Mittelwert ± SD	
1 Ambul. Pneumonie	0,2 (0,1 – 6,7)	149
2 Peritonitis	3 (1,1 – 35,3)	14
3 Sepsis	31,8 (0,5 – 5420)	85
	Median (Bereich)	
1 Schwere bakt. Pneumonie	2,4 ± 3,7	
2 Kardiogener Schock	1,4 ± 1,9	7
3 Septischer Schock	96 ± 181	7
	Mittelwert ± SD	15
1 Keine Sepsis	0 – 1,5 (Bereich)	30
2 Septischer Schock	112 (37 – 441)	39
	Median/Quartile	
1 Lokoregionale Infektion	0,3 – 1,5 11	
2 Virale Infektion	0 – 1,4 *18	
3 Schwere Infektion	6 – 53 19	
	(Bereich)	
1 Ödematöse Pankreatitis		18
2 Sterile Nekrosen		14
3 Infizierte Nekrosen – Feinnadelpunktion		
1 Autoimmunerkrankungen	< 0,5	42
2 1+ infektiöse Komplikation	1,9 ± 1,19	16
1 Virale Meningitis	0,32 (0 – 1,7)	41
2 Akute bakt. Meningitis	54,5 (4,8 – 110)	18
	Mittelwert (Bereich)	
Neugeborene:		
1 Nicht infiziert	0 (0 – 29)	497
2 Vermutete Infektion	1 (0 – 27)	
3 Infektion bei Neugeborenen	11 (0 – 191)	
	Median (Bereich)	
1 NTX mit Abstoßungsreaktion	NTX =	13
2 NTX mit Infektion	Nierentransplantation	17

Diagnostische Sicherheit: Sensitivität/Spezifität (%)	Kriterium	Autor	Literatur
60 % / 79 % – 91% / 39 %	PCT > 0,5 (1 vs 2 + 3) PCT > 0,1 (1 vs 2 + 3)	Al-Nawas	[2]
		Gramm	[68]
100 % / 72 % – 100 % / 35 %	PCT > 1,5 (3 vs 1+ 2) PCT > 0,1 (3 vs 1+ 2)	de Werra	[49]
100 % positiver, 82 % negativer Vorhersagewert	PCT > 5	Hatherill	[75]
		Assicot	[7]
94 % / 91 % 87% / 84 %	PCT > 1,8 (3 vs 1+2) Vergleich: PCT/ Feinnadelpunkton	Rau	[148]
100 % / 84 %	infektöse Komplikation	Eberhard	[50,51]
94 % / 100 % p < 0,0001	PCT > 5,0 für bakt. Meningits	Gendrel	[61]
73 % / 99 %	PCT > 6	Kuhn	[87]
87% / 70 %	PCT > 0,5	Eberhard	[52]

Korrelation zum Schweregrad der Erkrankung

Da bei schwerer Sepsis und septischem Schock auch ein schweres Stadium der Erkrankung des gesamten Organismus vorliegt, finden sich bei entsprechenden Score-Systemen, die das Risikoprofil der Erkrankung beschreiben (z.B. APACHE II/III-Score) oder den Schweregrad des Organversagens erfassen (z.B. SOFA-Score), auch sehr hohe PCT-Werte (105) (Abb. 3.1.6 und Abb. 3.1.7). Bei der Korrelation der PCT-Werte zum Multiorganversagen und dem Schweregrad der Erkrankung handelt es sich jedoch um eine indirekte Beziehung. PCT ist primär kein Parameter zur Skalierung des Multiorganversagens, sondern eine Meßgröße zur Beurteilung der inflammatorischen Aktivität.

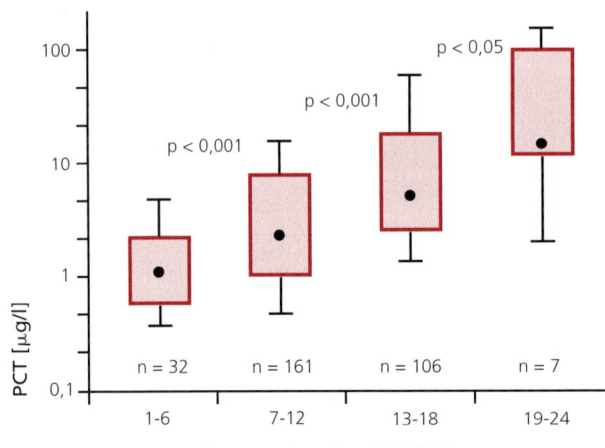

Abbildung 3.1.6

Verteilung von PCT-Konzentrationen bei unterschiedlichem SOFA Score bei 40 Patienten (316 Beobachtungstage) mit systemischer Inflammation, Sepsis und Multiorganversagen (SOFA Score, Sepsis-related Organ Failure Assessment Score (162)) (105,107).

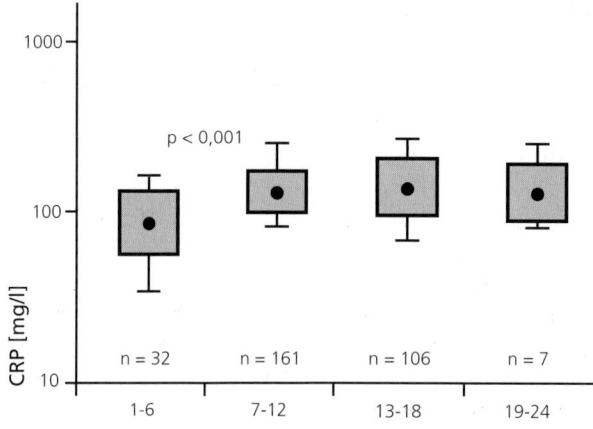

Abbildung 3.1.7

Verteilung von CRP-Konzentrationen bei unterschiedlichem SOFA Score bei 40 Patienten (316 Beobachtungstage) mit systemischer Inflammation, Sepsis und Multiorganversagen (SOFA Score, Sepsis-related Organ Failure Assessment Score (162)) (105,107).

3.2   Kardiogener Schock, Kreislaufversagen und Reanimation

Induktion von PCT ohne bakteriellen Fokus

PCT kann bei einem protrahiertem Schockgeschehen nicht-sep-
tischer Ursache, beispielsweise einem kardiogenen Schock, induziert
werden, ohne daß ein isolierter bakterieller Fokus erkennbar ist.
Die Werte liegen hier meist niedriger, als dies für bakterielle Infektionen zu erwarten wäre. So liegen bei zusätzlichem Nachweis
mikrobieller Erreger die gemessenen PCT-Werte im Mittel höher als
bei fehlendem Erregernachweis (Tab. 3.2.1) (2).

Gruppe	PCT [ng/ml], statistische Verteilung			
Keine Sepsis	0,12	±	0,04	
Sepsis	2,36	±	0,49	
Schwere Sepsis	37,1	±	16,5	
Septischer Schock	44,8	±	22	
SIRS	1,3	±	0,2	
Sepsis	2,0	±	0	
Schwere Sepsis	8,7	±	2,5	
Septischer Schock	38,6	±	5,9	
SIRS	0,6	±	2,2	
Sepsis (BK-)	6,6	±	22,5	
Sepsis (BK+)	8,5	±	19	
Septischer Schock	34,7	±	68,4	
FUO (Beginn/Maximum)	0,75	±	1,0	(1,1 ± 1,0)
Sepsis	0,5	±	0,45	(0,8 ± 0,6)
Schwere Sepsis	5,8	±	8,1	(7,3 ± 8,0)
Septischer Schock	19,6	±	24	(37 ± 33)
Kardiogener Schock	10,1	±	15,3	(25 ± 35)
SOFA < 7	1,1		(0,6 – 2,4)	
SOFA 7 – 12	2,6		(1,3 – 7,7)	
SOFA 13 – 18	6,1		(3,0 – 19,9)	
SOFA > 18	15,2		(12,7 – 93,1)	

Tabelle 3.2.1

PCT bei Patienten mit systemischer Inflammation, Sepsis und MODS. Mit zunehmendem Schweregrad der Erkrankung werden auch höhere Score-Werte beobachtet.
Dargestellt sind Mittelwert (MW) ± Standardabweichung (SD) bzw. Standardfehler
des Mittelwerts (SEM), oder Median und 25 % - 75 % Percentile.

Die Induktion von PCT ohne einen erkennbaren bakteriellen Fokus ist erklärbar, wenn man bedenkt, daß bei diesen Erkrankungen hohe Konzentrationen an proinflammatorischen Zytokinen und anderen Mediatoren im Plasma nachweisbar sind. Auch können bakterielle Erreger und Endotoxine durch Barrierestörungen infolge mangelnder Immunkompetenz und regionaler Perfusionsstörungen gehäuft im Blut auftreten (bakterielle Translokation) (43, 53, 96, 139). Nach Untersuchungen von Engelmann et al. korrelieren erhöhte Endotoxinwerte über 10 pg/ml mit signifikant höheren PCT-Werten (Endotoxin > 10 pg/ml: PCT 96 ng/ml; Endotoxin < 5 pg/ml: PCT 6,9 ng/ml) (53).

Anzahl der Patienten	Score	Literatur
22	Bone-Klassifikation	Zeni
96	(ACCP/SCCM-Kriterien)	(169)
19	(MW ± SEM)	
8		
333	ACCP/SCCM-	Oberhoffer
108	Kriterien	(126)
20	(MW ± SEM)	
120		
215	Modifikation der	Al-Nawas
53	Bone-Klassifikation	(2)
49	(MW ± SD)	
20	BK, Blutkultur	
13	ACCP/SCCM-Kriterien	Brunkhorst
26		(pers. Mitteilung)
29	(MW ± SD)	
20		
13		
32	SOFA-Score (162)	Meisner
161	(Median, 25/75	Palmaers
116	Percentile, in 4	(105, 107)
7	Kategorien)	

Kardiogener Schock

Beim kardiogenen Schock (Links- oder Rechtsherzversagen) sind die initial gemessenen PCT-Werte im Vergleich zum septischen Schock vergleichsweise gering. So betrugen die initialen PCT-Werte bei kardiogenem Schock 1,8 ± 4,9 ng/ml PCT und bei septischem Schock 89,5 ± 133 ng/ml (Mittelwert und Standardabweichung, p = 0,0001) (36). Ähnliche Beobachtungen wurden von de Werra et al. berichtet: die Werte betrugen hier 1,4 ± 1,9 ng/ml PCT bei kardiogenem Schock und 96 ± 181 ng/ml bei septischem Schock (Mittelwert ± SD) (49).

Besteht jedoch der kardiale Schockzustand länger als 12 Stunden, so steigt auch beim kardiogenen Schock PCT an und kann wie bei septischem Schock sehr hohe Plasmakonzentrationen erreichen (36). Der Anstieg der Werte („slope") zu Beginn der Erkrankung ist geringer als im gleichen Zeitraum eines septischen Schocks (2,0 ± 3,5 ng/ml pro 24h im Vergleich zu 14,5 ± 6,4 ng/ml pro 24h, p = 0,04) (36).

Reanimation

Nach Reanimation bei Herz-Kreislauf-Stillstand wird normalerweise nur wenig PCT induziert, abgesehen von längere Zeit andauernden Wiederbelebungsversuchen (F. M. Brunkhorst, persönliche Mitteilung).

Der geringe Anstieg von PCT nach Reanimation kommt möglicherweise durch eine Endotoxinfreisetzung bei bakterieller Translokation aus dem Intestinum zustande. Wie bereits erwähnt, kann auch zu einem späteren Zeitpunkt eine systemische Inflammation aufgrund der Reperfusion nach längerem Kreislaufstillstand einsetzen und für eine PCT-Induktion verantwortlich sein.

In diesem Zusammenhang ist zu bemerken, daß nach Herzoperationen besonders dann erhöhte PCT-Werte zu beobachten waren, wenn der Einsatz von Katecholaminen zur Kreislaufstützung erforderlich war (100, 176).

3.3   Die prognostische Bedeutung von PCT

Eines der wichtigsten Einsatzgebiete der PCT-Bestimmung ist die Verlaufsbeobachtung systemisch wirksamer Infektionen und ihre prognostische Beurteilung. PCT spiegelt das Ausmaß der systemischen Inflammation infolge einer Infektion wider. Im Falle einer schweren Infektion bestimmt der Verlauf dieser Faktoren – zusammen mit dem potentiellen Auftreten eines progredienten Organversagens – in der Regel das Schicksal des Patienten. Nach Abklingen der akuten Inflammation sinken die PCT-Werte rasch ab, während bei fortbestehender systemischer Inflammation infolge der Infektion ein Rückgang der Plasmaspiegel in den Normalbereich ausbleibt. PCT kann daher zur prognostischen Beurteilung bei Sepsis und Multiorganversagen, aber auch zur Erfolgskontrolle nach operativer Herdsanierung oder bei der konservativen Therapie eines entsprechenden Fokus herangezogen werden:

- Ansteigende oder persistierend erhöhte PCT-Werte sind ein Indikator für ein Fortbestehen der inflammatorischen Aktivität der Erkrankung und ein Zeichen für eine ungünstige Prognose.

- Abfallende Werte sind ein Indiz für eine abklingende entzündliche Reaktion, eine erfolgreiche Fokussanierung und somit für eine günstige Prognose.

Mögliche Konsequenzen ansteigender oder rückläufiger PCT-Werte können daher die Veranlassung oder ein Zurückstellen weiterführender diagnostischer Maßnahmen sein, ebenso die Änderung oder Bestätigung einer therapeutischen Richtlinie. Die Bestimmung von PCT hat damit ökonomische Konsequenzen. So ist es beispielsweise möglich, nach einer operativen Herdsanierung gegebenenfalls auf eine weitere Diagnostik zu verzichten, falls die PCT-Werte postoperativ rasch sinken, während bei unverändert hohen Werten die Diagnostik intensiviert und ein erneuter therapeutischer Eingriff oder alternative Verfahren erwogen werden sollten.

Prognostische Beurteilung therapeutisch-chirurgischer Eingriffe (Herdsanierung)

Bei Patienten mit Sepsis und Peritonitis, die die Erkrankung überlebten, zeigte sich innerhalb von 3 Tagen nach der operativen Herdsanierung im Vergleich zu den präoperativ gemessenen Werten ein signifikanter Rückgang von PCT (67, 68). Die PCT-Werte gingen dabei von 19,0 ng/ml (Median) auf 7,5 ng/ml zurück (p < 0,001, n = 14) (67). Bei letalem Verlauf (n =16) war kein signifikanter Rückgang von PCT zu beobachten, die Werte stiegen entweder an oder persistierten auf hohem Niveau. Die Plasma-Konzentrationen lagen dabei im Mittel über 10 ng/ml PCT (Abb. 3.3.1).

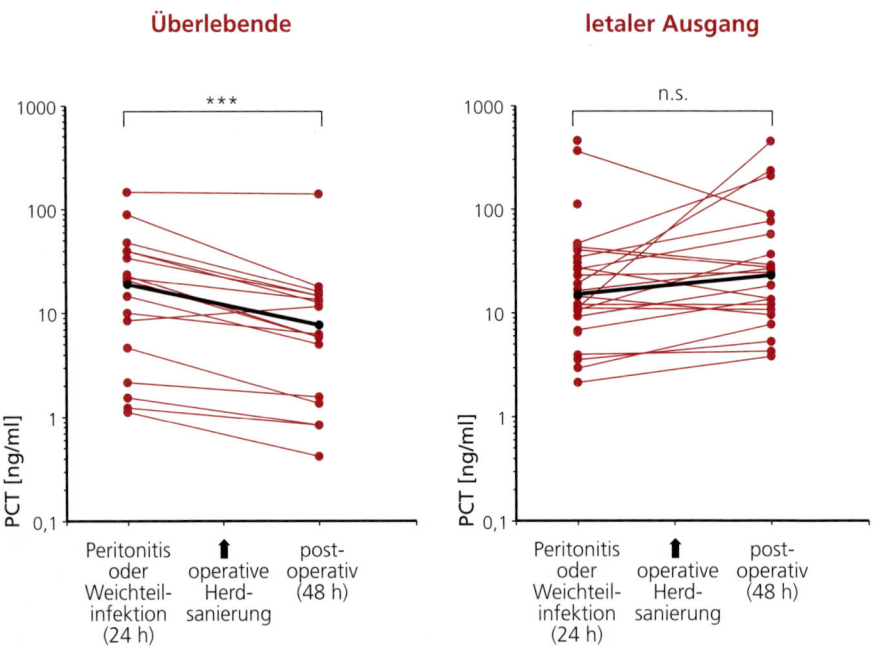

Abbildung 3.3.1

PCT-Plasmakonzentrationen bei überlebenden (n = 17) und verstorbenen (n = 25) Patienten mit Peritonitis oder Weichteilinfektion (Sepsis), bei denen eine operative Herdsanierung durchgeführt wurde. (***, p > 0,001, n.s. nicht signifikant, Wilcoxon-Test) (68).

Vergleichbare Resultate wurden auch von einem größeren Patientenkollektiv (n = 246) berichtet (146). Bei Peritonitis war PCT innerhalb von 48 Stunden nach der Operation bei günstiger Prognose signifikant rückläufig, bei letalem Verlauf änderten sich die Werte nicht oder stiegen an. Ursache der Peritonitis war hier bei 86 Patienten die Perforation eines Hohlorgans, bei 78 Patienten eine postoperative Peritonitis, bei 44 Patienten eine Pankreatitis und in 38 Fällen lag eine andere Ursache der Erkrankung vor. Die Konzentrationen von PCT unterschieden sich am ersten, vierten und letzten Tag der Beobachtung signifikant (p < 0,05). Bei CRP waren keine signifikanten Unterschiede zu registrieren (146).

Prognostische Beurteilung bei Peritonitis

In einer prospektiven Studie an 162 Patienten mit Peritonitis konnte PCT mit 84 %-iger Sensitivität und 91 %-iger Spezifität der Prognose die Erkrankung beurteilen (144). Dies geschah anhand der Verlaufsbeurteilung zwischen dem Tag 0 und Tag 3. Aufnahmekriterien am Tag 0 waren klinische Zeichen einer Peritonitis, Beatmungspflichtigkeit und ein Hannover-Intensiv-Score von 8-12 Punkten. Fallende Werte zwischen Tag 0 und Tag 3 waren gleichbedeutend mit dem Überleben des Patienten, unveränderte oder steigende Werte korrelierten mit einem letalen Verlauf. Anhand von TNF-α, IL-6 oder durch den APACHE II-Score war keine signifikante Differenzierung möglich.

Verlaufsbeurteilung und Prognose bei Sepsis

Bei Sepsis oder systemischer Inflammation ist der Verlauf der Werte von PCT wichtig für die Beurteilung der Erkrankung und der Prognose (67, 68, 108, 112, 141, 144, 146). Eine massive Induktion von PCT ist in jedem Fall ein Hinweis auf eine schwere systemische Inflammation infolge einer bakteriellen Infektion mit einem hohen letalen Risiko für den Patienten. So wird von vielen Autoren die Grenze von 10 ng/ml PCT als nahezu sicherer Hinweis auf eine schwere Infektion mit den Zeichen einer systemischen Inflammation genannt (77, 158). Auch unabhängig von einem chirurgischen Eingriff sind rückläufige PCT-Werte Zeichen einer guten Prognose.

Oberhoffer et al. hat bei Patienten mit letalem Verlauf der Erkrankung persistierend erhöhte PCT-Werte beobachtet, während bei einer guten Prognose die Werte innerhalb weniger Tage um 50 % gegenüber dem Ausgangswert zurückgingen (126, 146). Im Vergleich mit anderen Inflammationsparametern war PCT bei intensivpflichtigen Patienten der wichtigste Outcome-bestimmende Faktor neben Interleukin-6, TNF-α und CRP. Der Cut-off-Wert bei 80-prozentiger Spezifität für die Prognose eines letalen Veraufs betrug 1,6 ng/ml (131).

Die prognostische Relevanz erhöhter PCT-Werte muß jedoch differenziert gesehen werden. So ist die absolute Höhe der initialen PCT-Plasmaspiegel nicht in jedem Fall mit einer schlechten Prognose verbunden. Einzelne Studien berichten von höheren PCT-Werten zu Beginn der Erkrankung bei letalem Verlauf (126, 141), während bei einem anderen Patientenkollektiv diese Beobachtung nicht nachzuvollziehen war (105). In Abhängigkeit von der Ätiologie der Erkrankung kann eine entsprechende Therapie auch bei

Gruppe/Erkrankung	Art der Beurteilung	Anzahl der Patienten
Peritonitis	Verlauf Tag 0 – 3	162
Schwere abdominelle Infektionen	Verlauf Tag 1 – 3	42
Sepsis, schwere Sepsis, septischer Schock	Zeitintervall bis 50% des Ausgangssatzes	56 22
Sepsis, MODS	Verlauf Tag 1 – 3 mittels 4 Kriterien oder: Tag 1: PCT > 10 ng/ml	44
Peritonitis	Verlauf Tag 0 – 3	246

Tabelle 3.3.1

Verlaufskriterien der Prognose bei systemischer Inflammation und Sepsis. Angaben zur Sensitivität und Spezifität verschiedener Kriterien.

sehr hohen PCT-Werten erfolgreich sein. Die Beurteilung der Prognose anhand des Verlaufs der PCT-Plasmaspiegel ist daher der Beurteilung von Einzelwerten, aber auch der initialen Höhe der PCT-Werte, vorzuziehen.

Die Beurteilung der Prognose anhand von Kriterien, die den Verlauf der PCT-Werte berücksichtigen

Um anhand klinischer Erfahrungen die prognostische Sicherheit der Beurteilung der PCT-Verläufe zu erhöhen, wurde versucht, bestimmte Verlaufskriterien zu definieren. Dabei ist neben der Höhe der Werte auch das Ausmaß und die Dauer der Änderung von Bedeutung, also die Kinetik der Werte (108). Entsprechende Studien, die den Verlauf der PCT-Werte beurteilen, sind in Tabelle 3.3.1 zusammengefaßt. Gemeinsam ist allen Verlaufskriterien, daß über mehrere Tage rückläufige PCT-Werte mit einer erfolgreichen Fokussanierung und einer guten Prognose korrelieren.

Statistik	Kriterium	Autor	Literatur
58% Sensitivität, 72% Spezifität Bei Verlaufsbeurteilung: 84% Sensitivität, 91% Spezifität	PCT > 10 – letaler Verlauf. Bei Verlaufsbeurteilung steigende oder gleichbleibende Werte: letaler Verlauf	Reith	(144)
Signifikanzniveau: p < 0,001 (Wilcoxon-Test)	Fallende PCT-Werte sind ein Indikator für das Überleben der Patienten	Gramm	(67, 68)
2,4 Tage (Überleben) 27 Tage (letaler Verlauf)	Rückgang auf 50% des Initialwertes	Oberhoffer	(126)
85% Sensitivität 85% Spezifität oder 33% Sensitivität 87% Spezifität	4 Kriterien zur Beurteilung des Endpunkts Überleben/Versterben oder: initialer PCT-Wert > 10 ng/ml	Meisner, Palmaers	(105)
84% Sensitivität 91% Spezifität	Steigende oder unveränderte PCT-Werte: letaler Verlauf	Reith	(146)

3.4   Diagnostische und therapeutische Konsequenzen

Die Bestimmung von PCT hat diagnostische und therapeutische Konsequenzen. Dies betrifft nicht nur Fälle, in denen nach einem bakteriellen Fokus gesucht wird oder eine antibiotische Therapie beurteilt werden soll. Ist ein infektiöser Fokus nicht bekannt, können steigende oder fallende PCT-Werte im Sinne einer Zunahme oder Abnahme der inflammatorischen Aktivität interpretiert werden. Dies kann die Bereitschaft zur Intensivierung der Diagnostik oder zur Fortführung oder Änderung einer spezifischen Therapie verstärken. Damit hat die Bestimmung von PCT auch ökonomische Aspekte in Bezug auf finanzielle und materielle Ressourcen. Auch der Einsatz von Antibiotika kann mittels PCT gesteuert werden, jedoch ist in diesem Zusammenhang darauf hinzuweisen, daß eine Gabe von Antibiotika auch bei normalen PCT-Werten erforderlich sein kann, da PCT lokal begrenzte Infektionen nicht anzeigt.

Die Richtschnur des Handelns sollte jedoch immer eine Synopsis aus verschiedenen diagnostischen Mitteln und dem klinischen Gesamteindruck des Patienten sein. Ein einzelner Parameter kann diese Erfahrung nicht ersetzen, er kann jedoch ein wichtiger „Mosaikstein" in diesem System sein. PCT gilt dabei als „Alarmzeichen" in diagnostisch schwierigen Situationen.

PCT nach Fokussanierung

Ist ein bakterieller Fokus saniert, signalisieren normale PCT-Werte, daß eine generalisierte Infektion nicht mehr vorliegt und die systemische Inflammation unter Kontrolle ist. Es kann jedoch nicht ausgeschlossen werden, daß Residuen eines lokalen bakteriellen Fokus vorhanden sind. Eine antibiotische Therapie oder weitere chirurgische Maßnahmen können daher so lange erforderlich sein, bis keine klinischen Zeichen einer Infektion mehr erkennbar sind (142).

Verlaufsbeurteilung durch PCT

Der Verlauf der PCT-Werte während einer Sepsis spiegelt die zunehmende oder abklingende systemische Immunreaktion des Organismus wider. Oft verlaufen dabei die PCT-Werte parallel zum klinischen Zustand des Patienten und sind eine Bestätigung für eine erfolgreiche Therapie und klinische Besserung des Patienten (siehe auch die Fallbeispiele in Abb. 3.4.1 und Abb. 3.4.3). Ein rascher Rückgang der erhöhten PCT-Werte in Richtung des Normalbereichs ist in vielen Fällen mit einer Besserung des klinischen Zustands verbunden (Kapitel 3.3) (68, 144). Ändern sich dagegen die PCT-Werte im Verlauf nur wenig oder bleiben sie auf einem pathologischen Niveau (beispielsweise > 2 ng/ml), so ist dieser Befund meist mit einem weiterhin kritischen Zustand des Patienten verbunden (Abb. 3.4.2, Abb. 3.4.4). Bei letalen Verläufen steigen die PCT-Werte oft präfinal an. Untersuchungen zur Verlaufsbeurteilung und Prognose mittels PCT sind in Tabelle 3.3.1 dargestellt.

Besonderheiten beim Akutverlauf

Beim Akutverlauf ist zu berücksichtigen, daß auf hohe PCT-Werte, also auf eine Episode starker PCT-Induktion, naturgemäß ein Rückgang der Werte einsetzen muß. Dieser initiale Rückgang sehr hoher PCT-Werte sollte daher nicht überbewertet werden. Der Verlauf von PCT ist daher über mehrere Tage zu beobachten.

Besonderheiten beim Langzeitverlauf

Der Langzeitverlauf ist bei einigen Patienten durch niedrige, aber dennoch über den Normalbereich erhöhte und zeitweise rückläufige PCT-Werte gekennzeichnet, ohne daß die klinische Situation eine Genesung des Patienten anzeigt. Offenbar ist bei diesen Patienten eine systemische Inflammation nur gering ausgeprägt. In diesen Fällen kann dennoch ein bakterieller oder inflammatorischer Fokus vorliegen. Niedrige PCT-Werte können so der Ausdruck einer allgemeinen Erschöpfung des Immunsystems ("Immunparalyse" oder "PAID", post aggression immunologic depression) und einer Downregulation sein. Die Therapie sollte in diesen Fällen spezifisch und klinisch orientiert fortgesetzt werden.

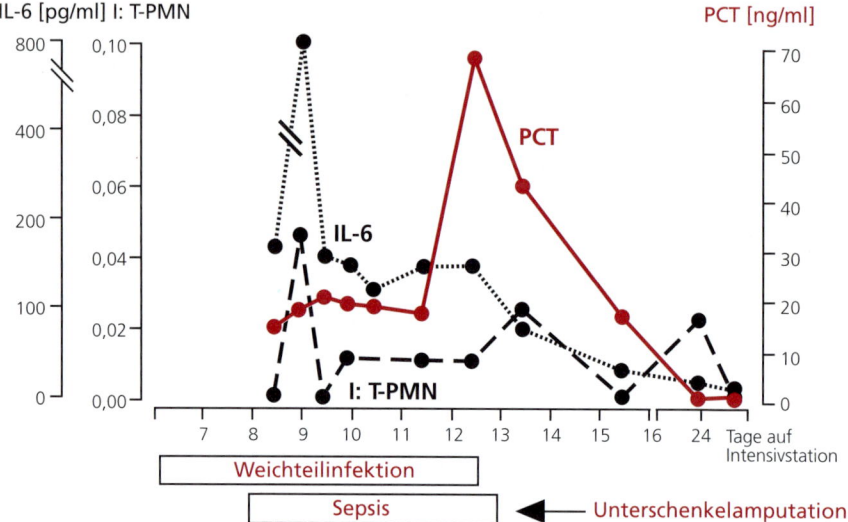

Abbildung 3.4.1

23-jähriger polytraumatisierter Patient mit offener Unterschenkelfraktur. Der Patient wurde aufgrund der Weichteilinfektionen am 8. Tag septisch. Im weiteren Verlauf wiesen erhöhte PCT-Werte auf die massive Zunahme der Entzündungsreaktion hin. Nach Amputation des Unterschenkels besserte sich der Zustand des Patienten. (I:T-PMN = Verhältnis unreifer neutrophiler Granulozyten zur Gesamtgranulozyten-zahl) (H.-J. Gramm, Klinikum Benjamin Franklin der FU Berlin).

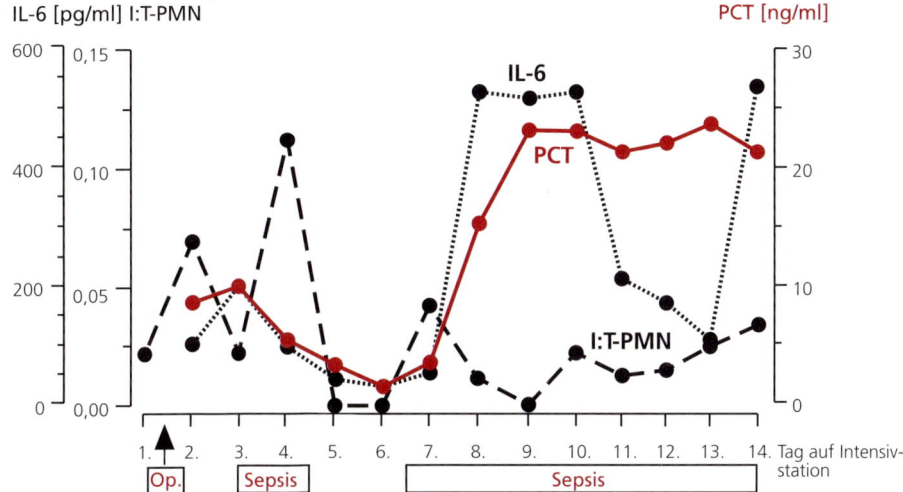

Abbildung 3.4.2

65-jähriger Patient mit Peritonitis bei perforierter Sigmadivertikulitis. Der Verlauf der erhöhten PCT-Werte ist mit der klinischen Diagnose der Sepsis korreliert und zeigt, daß die operative Sanierung nicht erfolgreich war. (I:T-PMN = Verhältnis unreifer neutrophiler Granulozyten zur Gesamtgranulozytenzahl) (H.-J. Gramm, Klinikum Benjamin Franklin der FU Berlin).

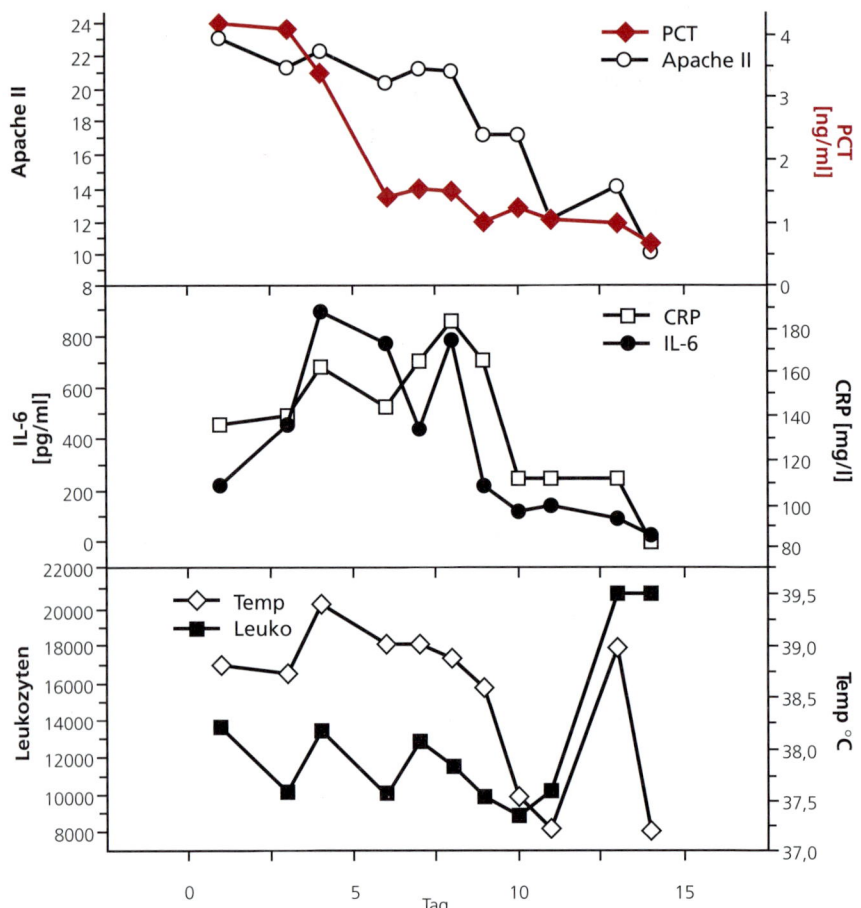

Abbildung 3.4.3

Erfolgreiche operative Sanierung einer Ileumperforation mit Peritonitis. Die 35-jährige Patientin konnte am 14. Beobachtungstag auf Normalstation verlegt werden (102).

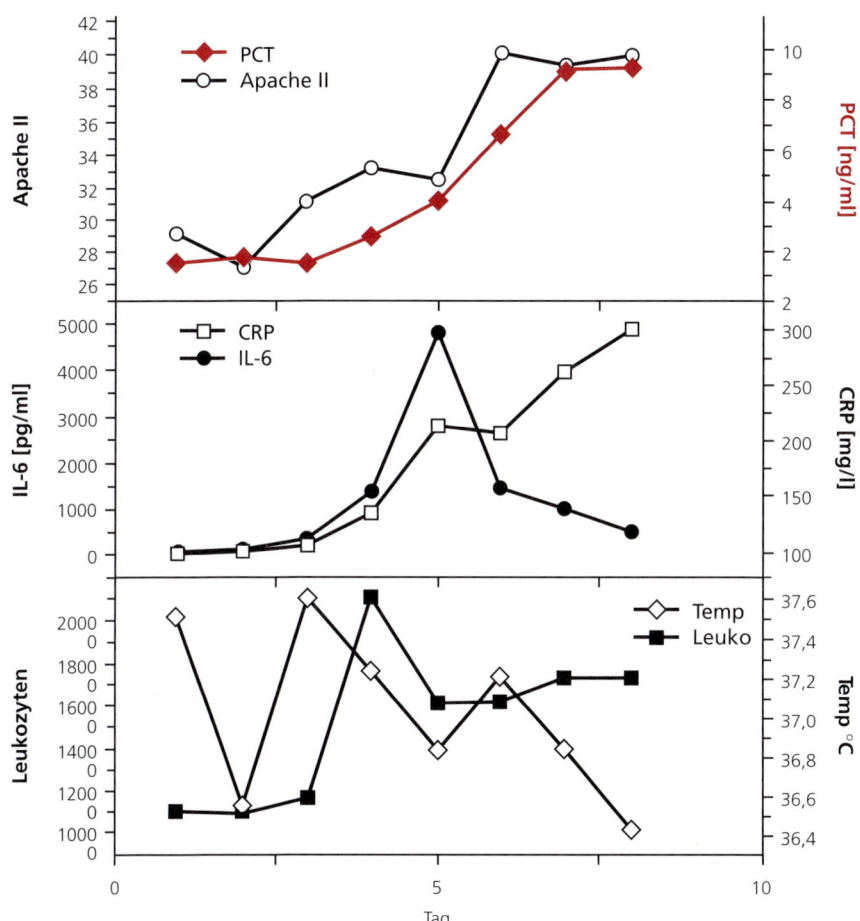

Abbildung 3.4.4

70-jährige Patientin mit Thoraxwandresektion und Nekrosektomie bei lokal infiltrie-rendem, superinfiziertem Mammakarzinom. Aufgrund des ausgedehnten und infi-zierten Lokalbefundes war eine operative Sanierung nicht vollständig möglich. Die PCT-Werte spiegeln dies wider, da postoperativ kein Rückgang der Werte zu erkennen ist und im weiteren Verlauf der kontinuierliche Anstieg von PCT die schlechte Pro-gnose unterstreicht. Die Patientin verstarb am 8. Tag nach der Operation (102).

3.5   Ein Vergleich mit anderen Inflammations-
parametern

Eine Vielzahl inflammatorisch induzierter Meßgrößen steht für die Diagnostik entzündlicher Erkrankungen zur Verfügung. Neben dem Differentialblutbild gehören hierzu Akute-Phase-Proteine, beispielsweise C-reaktives Protein (CRP), inflammatorische Mediatoren wie Zytokine, darunter Interleukin-6, Interleukin-8 und TNF-α, oder andere Parameter wie Neopterin, Elastase und Phospholipase A_2.

Jeder dieser Parameter hat ein spezifisches Profil der Induktion und seine eigene Charakteristik bei verschiedenartigen Erkrankungen. Ein Vergleich dieser Werte mit PCT würde daher über den Rahmen dieser Monografie hinausgehen.

Dennoch soll versucht werden, anhand der Ergebnisse einzelner Studien beispielhaft den Unterschied wichtiger inflammatorischer Parameter im Vergleich zu PCT aufzuzeigen, insbesondere bei Sepsis und systemischer Entzündung. Am Ende dieses Kapitels sind die Ergebnisse vergleichender Untersuchungen von PCT mit anderen Parametern tabellarisch dargestellt (Tabelle 3.5.1).

Wenngleich diese Darstellung unvollständig bleiben muß, so kann sie doch zeigen, daß PCT gerade bei septischen Erkrankungen einen Vorteil gegenüber den bisher bekannten Parametern bieten kann (Abb. 3.1.3). Auch in der Differentialdiagnose von bakteriellen und nicht-bakteriellen Erkrankungen, z. B. in der Transplantationsmedizin, bei Autoimmunerkrankungen oder bei akuten Infektionskrankheiten bietet PCT eine höhere Spezifität als Zytokine oder andere Parameter.

Grundlegende Unterschiede von PCT gegenüber Zytokinen

Zytokine sind Funktionsproteine, die eine spezifische immunmodulatorische Funktion erfüllen. Um rasch auf Veränderungen der immunologischen Lage reagieren zu können, ist naturgemäß die Halbwertszeit und Stabilität der meisten Zytokine relativ gering. So können in kurzer Zeit hohe Spitzenwerte entstehen, aber auch rasch wieder verschwinden. Dies ist ein Nachteil für die klinische Diagnostik, da sowohl die Validierung von Normwerten erschwert wird, als auch das diagnostische Fenster verkürzt ist.

Durch die günstige Halbwertszeit von PCT *in vivo* von etwa 24 Stunden ist eine „Konservierung" oder „Gedächtnisfunktion" der induzierten Werte in einem klinisch sinnvollen Bereich gewährleistet. PCT weist daher einen stabilen, gut interpretierbaren Verlauf der Plasmaspiegel auf.

Die Anstiegskinetik von PCT ist gegenüber Zytokinen nur unwesentlich verzögert (Abb. 2.6.1). PCT ist somit auch für eine Akutdiagnostik geeignet. CRP reagiert im Vergleich zu PCT deutlich langsamer. Dies sollte bei der Interpretation inflammatorischer Meßgrößen beachtet werden.

PCT ist im Gegensatz zu Zytokinen auch bei Raumtemperatur in Vollblut, Plasma oder Serum sehr stabil. Eine Kühlkette ist daher in aller Regel nicht erforderlich. Die hohe Stabilität in der entnommenen Blutprobe vereinfacht somit den Umgang mit dieser Meßgröße im Rahmen der klinischen Routinediagnostik und verhindert eine Beeinflussung des Meßwerts während der Lagerung und des Transports.

Ein weiterer Vorteil von PCT im Vergleich zu Zytokinen ist die relative Spezifität von PCT für die bakteriell- und septisch-bedingte Entzündung. Bei vielen Zytokinen können dagegen auch andere Ereignisse, die für den Fortgang der Erkrankung oder die Prognose von untergeordneter Bedeutung sind, zu einem vorübergehend sehr hohen Anstieg der Werte führen.

Tabelle 3.5.1

Vergleich von PCT mit verschiedenen inflammatorisch induzierten Parametern bei unterschiedlichen Erkrankungen. Angegeben sind Mittelwert und Standardabweichung für PCT, CRP und IL-6, sowie andere Parameter, soweit nicht anders angegeben. PCT (ng/ml), CRP (µg/ml), IL-6 (pg/ml), Neopterin (nmol/l), Elastase (µg/l), TNF-α (pg/ml), NO_2/NO_3 (mM).

Studie / Patientenkollektiv	PCT	CRP
Differentialdiagnose		
Pankreatitis: nicht-infizierte versus	1,8 ng/ml	300 µg/ml
Infizierte Nekrose: Cutoff,	94,4%	83,3%
Sensitivität/Spezifität (%)	90,6%	81,2%
Pankreatitis:		
Toxische Ätiologie	0,39 ± 0,38	96,6 ± 97,5
Biliäre Ätiologie	60,8 ± 136	173 ± 126
ARDS:		
Nicht-infektöse Ätiologie	0,6 ± 0,95	180 ± 146
Infektiöse Ätiologie	36,6 ± 31	179 ± 122
Harnwegsinfektion	0,38 ± 0,19	30,3 ± 7,6
Pyelonephritis	5,37 ± 1,9	120 ± 8,9
Sepsis und Schock		
SIRS (ACCP/SCCM-Kriterien)	1,29 ± 0,2(SE)	128 ± 3
Sepsis	2,03 ± 0*	160 ± 6*
„Schwere Sepsis"	8,71 ± 2,5*	193 ± 11*
„Septischer Schock"	38,6 ± 5,9*	160 ± 6*
*. p < 0,05 im Vergleich zum nächstleichteren Stadium		
		NO_2/NO_3
Bakterielle Pneumonie	2,4 ± 37	37 ± 28
Kardiogener Schock	1,4 ± 1,9	26 ± 13
Septischer Schock (Tag 0 und 1)	96 ± 181	72 ± 60
Sepsis: 1. Tag (Mittelwert, SD)		
Überlebende	4,9 ± 2,9	223 ± 65
Letalverlauf	13,8 ± 8,9	245 ± 72
Kardiogener Schock (nach 24h)	2,0 ± 3,5	20,8 ± 41,3
Septischer Schock (nach 24h)	14,5 ± 6,4	19,8 ± 34,9
	p = 0,04, (MW-Test)	

IL-6			Anzahl	Autor	Literatur
keine Angaben	IL-8:		50	Rau	(141)
	112 pg/ml				
	72,2% / 75%				
	Neopterin:		22	Brunkhorst	(38)
645 ± 792	8,7 ± 11				
723 ± 848	45,6 ± 41				
	Neopterin:		17	Brunkhorst	(37)
704 ± 789	13,5 ± 7,32				
856 ± 890	229 ± 225				
	Leukozyten:		60	Benador	(21)
keine Angaben	10939 ± 834				
	17429 ± 994				
	TNF-α:			Oberhoffer	(125, 134)
269 ± 22	24 ± 4		333		
435 ± 52*	51 ± 9*		108		
69 ± 168*	59 ± 17		20		
996 ± 57	118 ± 18		120		
	TNF-α:		29	de Werra	(49)
10 ± 13	32 ± 17				
78 ± 74	11 ± 13				
385 ± 251	108 ± 132				
	TNF-α:		236	Reith	(141)
434 ± 198	38 ± 16				
443 ± 178	42 ± 21				
	Neopterin:		55	Brunkhorst	(36)
269 ± 38	9,8 ± 20,1				
0,8 ± 2,7	26,8 ± 61,2				
p = 0,001 (WM-Test)					

Tabelle 3.5.1 (Fortsetzung)

Studie / Patientenkollektiv	PCT	CRP
Transplantation		
Nierentransplantation:		
Sensitivität / Spezifität für die	87%	100%
Diagnose einer Infektion	70%	43%
Autoimmunerkrankungen:		keine Angaben
Keine Infektion	0,5 (< 0,9)	
Infektion	1,3	
(Median, 25/75 Percentile)	(1,1 – 2,5)	
Kinder und Neugeborene		
Meningitis:		
Viral	0,32 ± 0,35	14,8 ± 14,1
Bakteriell	54,5 ± 35,1	144 ± 69
Schwere virale Infektion	0,28 (0 – 1,5)	
Lokalisierte bakterielle Infektion	1,7 (0,1 – 4,97)	
Invasive bakterielle Infektion	29,7	102
(Mittelwert, Bereich)		

Weiterhin sind Zytokine in der Regel starken Downregulations-mechanismen unterworfen. Gegenüber diesen Einflüssen ist PCT relativ unempfindlich.

In besonderen Situationen, etwa bei Autoimmunerkrankungen oder bei Transplantatabstoßung, ist eine Diagnose durch Zytokine oft nicht möglich, da eine Stimulation bereits im Rahmen der Grunderkrankung erfolgt ist. So konnten die differentialdiagnostischen Eigenschaften, wie sie von PCT bekannt sind, bei Zytokinen und anderen Parametern nicht in diesem Maße beobachtet werden, wie die Untersuchungen verschiedener Autoren zeigen (33, 35, 37, 39, 75, 141, 73, 74).

IL-6	andere Parameter	Anzahl	Autor	Literatur
keine Angaben	keine Angaben	57	Eberhard	(52)
	keine Angaben	324	Eberhard	(50)
keine Angaben	keine Angaben	59	Gendrel	(61)
		120	Gendrel	(62)
850				

Ausgewählte Zytokine im Vergleich: IL-6 und IL-8

IL-6 ist ein sehr zuverlässiger Parameter für die Charakterisierung der Immunreaktion bei schweren Erkrankungen. So korreliert die Höhe der IL-6-Werte vergleichsweise gut mit dem Ausmaß der Immunreaktion und dem Schweregrad der Erkrankung. Weiterhin ist IL-6 stabiler als TNF-α. Im Gegensatz zu PCT werden die Zytokine IL-6 und TNF-α auch unspezifisch induziert, beispielsweise bei Transplantatabstoßung, nach Operationen, bei viralen Infekten und bei Autoimmunkrankheiten. Auch schwanken im Vergleich zu PCT die IL-6 Plasmapiegel relativ stark, und deutliche Phasen einer Downregulation können bei IL-6 beobachtet werden. So hatten bei 290 Patienten mit Sepsis nur 75 % nachweisbare IL-6 Spiegel (70). Neuere Untersuchungen konnten die Beobachtungen bestätigen, daß die IL-6-Werte nahezu proportional mit dem Schweregrad der Sepsis ansteigen (125, 134). So wurden bei der Sepsis-Studie mit dem monoklonalen anti-TNF-Antikörper-Fragment MAK 195F (143) hohe IL-6-Werte als Indikator für eine Subgruppe von Patienten mit starker hyperinflammatorischer Komponente angesehen und als Einschlußkriterium für die Behandlung verwendet.

Welcher Parameter, IL-6 oder PCT, für welche Fragestellung daher besser geeignet ist, muß je nach Indikation untersucht werden. Bei der Beurteilung der Prognose der Peritonitis war PCT IL-6 deutlich überlegen und IL-6 konnte keine signifikante Trennung zwischen überlebenden Patienten und einem letalen Verlauf aufzeigen (144). Bei der Transplantatabstoßung sind nur sehr hohe IL-6 Werte als Hinweis auf eine Infektion zu werten, die Konzentrationen von IL-6 werden jedoch durch eine Steroidtherapie unterdrückt, nicht aber die von PCT (158). Bei Verbrennungen ist PCT ein dem IL-6 ebenbürtiger Marker zur Bewertung des Schweregrads des Gewebeschadens (43). Differentialdiagnostisch zur Identifikation bakterieller Erkrankungen bietet PCT zusätzliche Vorteile, die IL-6 nicht aufweist. Bei den Untersuchungen von Brunkhorst et al. (35, 37, 38), waren bei unterschiedlicher Ursache eines ARDS und der Pankreatitis in beiden Fällen keine signifikanten Unterschiede für IL-6 zu beobachten.

Bei der Beurteilung des Verlaufs und der Prognose der Sepsis ist PCT IL-6 offenbar ebenfalls überlegen. Zwar sind IL-6 und IL-8 zu Beginn der Erkrankung eng mit dem Ausmaß der generalisierten Inflammation verbunden (42), mit fortschreitender Erkrankung aber wird diese Korrelation geringer. So wird für IL-8 bei Patienten mit infektiöser und nicht-infektiöser Ursache der Erkrankung eine signifikant unterschiedliche Plasma-Konzentration gefunden (98). Auch bei der Identifizierung infizierter Nekrosen bei Pankreatitis im Vergleich zu sterilen Nekrosen oder ödematöser Pankreatitis war für IL-8 die Sensitivität und Spezifität geringer als für PCT (141). Nach einer Untersuchung von Oberhoffer et al. an intensivpflichtigen Patienten waren PCT (1,6 ng/ml), IL-6 (280 pg/ml), TNF-α (24 pg/ml) und CRP (198 mg/l) die wichtigsten das Outcome bestimmenden Faktoren, wobei PCT die höchste Korrelation mit dem Outcome aufwies (131).

TNF-α

Zwar ist TNF-α bei der Entstehung einer Sepsis oder eines MODS maßgeblich involviert, jedoch sind TNF-α-Plasmaspiegel für diagnostische Zwecke wenig geeignet. So haben nach Angabe mehrerer Untersuchungen weniger als 50 % aller Patienten mit Sepsis detektierbare TNF-α-Spiegel (148). Weiterhin ist die Korrelation mit dem Outcome der Erkrankung nur gering (148) und die Differenzierung eines „SIRS" von einer „Sepsis" ist mittels TNF-α nicht sicher möglich. Die Sensitivität und Spezifität von löslichen TNF-α-Rezeptoren bezüglich der Diagnose einer Sepsis ist zwar höher als die von TNF-α, jedoch geringer als bei PCT (49). Bei allen Untersuchungen, in denen TNF-α mit PCT verglichen wurde, wies daher TNF-α eine geringere diagnostische Sicherheit und Aussagekraft auf.

Vergleich von CRP und PCT

CRP ist ein Akute-Phase-Protein, das in der Leber synthetisiert wird. Anders als bei PCT genügt zur Stimulation von CRP eine wesentlich geringere Inflammationsreaktion. CRP wird ebenso wie PCT durch Infektionen induziert, besonders durch bakterielle Infektionen. CRP kann ebenfalls zur Verlaufsbeobachtung von Infektionen eingesetzt werden. CRP hat bei schweren Infektionen, Sepsis und MODS den Nachteil, daß es empfindlicher und unspezifischer als PCT reagiert. Die höhere diagnostische Sensitivität geht also zu Lasten der Spezifität bezüglich der Diagnose von Infektionen. So induzieren sowohl virale Infektionen, akute Abstoßungsreaktionen bei Transplantation, als auch unspezifische Stimuli, z. B. Operationen, bereits nennenswerte Plasmaspiegel von CRP. Diese Werte können über eine längere Zeit erhöht bleiben. Nach den Untersuchungen von Gramm et al. (H.-J. Gramm, persönliche Mitteilung) an polytraumatisierten Patienten waren die CRP-Werte bei Patienten ohne Infektionen auch bei Entlassung von der Intensivstation noch signifikant erhöht. Beim gleichen Patientenkollektiv lagen dagegen die PCT-Werte während des gesamten Aufenthalts im Mittelwert nur knapp über dem Normbereich von 0,5 ng/ml, die Werte bei Entlassung waren nicht mehr im pathologischen Bereich.

Die hohe Sensitivität von CRP ist in gewissen Situationen von Vorteil, bei intensivpflichtigen Patienten aber von entscheidendem Nachteil. Dazu kommt, daß die Werte von CRP bei Sepsis, septischem Schock und MODS rasch ihren Maximalbereich erreichen, also quasi übersteuern (105) (Abb. 3.1.6 und Abb. 3.1.7). Damit ist bereits bei vergleichsweise geringer septischer Symptomatik keine quantitative Aussage mehr möglich, und damit auch keine zuverlässige Verlaufsbeurteilung (106, 107, 109, 125).

CRP hat eine langsamere Kinetik als PCT. Zwar beträgt die Plasmahalbwertszeit ebenfalls etwa 24 Stunden, jedoch hält die Produktion von CRP in der Leber auch nach dem Abklingen des inflammatorischen Stimulus zumeist mehrere Tage, manchmal auch über längere Zeit an, so daß die Konsolidierung der inflammatorischen Situation nicht an niedrigen Plasmawerten ersichtlich ist. Weniger schwerwiegend ist der Nachteil von CRP, daß seine Induktion langsamer als PCT erfolgt (> 12 h). Die träge Kinetik von CRP ist anhand seiner Funktion verständlich. CRP dient weniger als „Informationsüberträger", wie beispielsweise die Zytokine, sondern als Teil des immunologischen Abwehrsystems: CRP ist als Opsonin in der Lage, das Komplement-System klassisch zu aktivieren (135). Es besitzt auch die Fähigkeit, das C-Polysaccharid von Pneumokokken zu binden. CRP entsteht erst sekundär, d. h., die hepatische Synthese von CRP ist durch IL-6 stimulierbar (Klasse 2 Akute-Phase-Protein).

Bei prognostischen Untersuchungen zur Peritonitis (146) reagierte CRP im Gegensatz zu PCT 48 Stunden nach dem operativen Eingriff bei überlebenden Patienten im Mittel mit gleichbleibenden bis leicht ansteigenden Werten, während bei PCT ein signifikanter Rückgang der Werte zu beobachten war. Bei einem anderen Patientenkollektiv konnten weder IL-6 noch CRP den Letalverlauf der Peritonitis von einer prognostisch günstigen Entwicklung unterscheiden (144).

Phospholipase A$_2$ (PLA$_2$)

PLA$_2$ ist ein Enzym, das Phospholipid-Acylester-Bindungen spaltet (138). PLA$_2$ setzt damit Arachidonsäure aus Membranphospholipiden frei, diese ist das Ausgangsprodukt unter anderem für die Eicosanoidsynthese. PLA$_2$ stellt damit ein Schlüsselenzym der inflammatorischen Aktivierung dar. LPS induziert eine erhöhte Plasmaaktivität von PLA$_2$-II. Insbesondere bakterielle Infektionen, aber auch virale Erkrankungen induzieren PLA$_2$ (117, 148). Studien, die PLA$_2$ mit PCT vergleichen, sind zum jetzigen Zeitpunkt nicht bekannt.

Elastase

Elastase ist eine Serin-Proteinase und stammt aus azurophilen Granula von neutrophilen Granulozyten. Elastase kann verschiedene Plasmaproteine spalten (81). Ähnlich wie bei Neopterin wurden für Elastase erhöhte Werte bei Sepsis gefunden, die auch mit der Mortalität korrelierten (59, 133, 165). Elastase kann ebenso wie PLA$_2$ nicht zwischen SIRS und Sepsis unterscheiden (165). Nach den Untersuchungen von Oberhoffer et al. (125, 134) besteht kein signifikanter Unterschied der Plasma-Konzentrationen an Elastase bei verschiedenen Stadien der Sepsis und des SIRS nach den ACCP/SCCM-Kritierien.

Neopterin

Neopterin ist ein Abbauprodukt von Guanosintriphosphat und wird hauptsächlich von Interferon-γ-stimulierten Monozyten abgegeben. Es ist daher auch ein indirekter Marker der Aktivität zytotoxischer T-Lymphozyten (69). Die Neopterinwerte verhalten sich in einigen Fällen ähnlich wie PCT (35, 37, 77). Neopterin ist jedoch weniger spezifisch für bakterielle Erkrankungen als PCT. Es kann insbesondere bei viralen Erkrankungen, bei Tumorerkrankungen und anderen nicht-bakteriellen Erkrankungen erhöht sein (158). Für die Diagnostik der Transplantatabstoßung ist Neopterin daher weniger als PCT geeignet.

Die Abhängigkeit der Neopterin-Plasmaspiegel von der Nieren-funktion schränkt die Verwendung bei intensivpflichtigen Patienten mit Sepsis und MODS ein. Dennoch kann Neopterin bei Sepsis zwischen letalen Verläufen und überlebenden Patienten unterscheiden (133, 165). Auch unterscheidet Neopterin mit vergleichsweise hoher statistischer Genauigkeit zwischen der Diagnose einer SIRS bzw. einer Sepsis und der schweren Sepsis, bzw. dem septischen Schock.

Neopterin wird gegenwärtig im wesentlichen als empfindlicher Indikator für eine Aktivierung des monozytären und lymphozytären Systems verwendet, z. B. als Screening-Parameter für Blutspenden. Virale Infektionen, insbesondere HIV-Infektionen, reagieren frühzeitig mit einer Induktion von Neopterin, noch bevor serologische Tests konvertieren.

HLA-DR

HLA-DR ist ein Monozyten-Oberflächenantigen, das eine „Immunparalyse" oder eingeschränkte immunologische Reaktionsfähigkeit der Monozyten aufzeigen soll. Eine inverse Korrelation von HLA-DR mit PCT wurde beschrieben (83). Diese Korrelation ist jedoch nicht bei allen Patienten zu beobachten, und es gibt sowohl septische Patienten, die hohe PCT-Werte und niedrige HLA-DR-Werte aufweisen, als auch Patienten, die trotz eines hohen Anteils HLA-DR-positiver Zellen vergleichsweise niedrige PCT-Werte auch über längere Perioden haben. Inwieweit „hyperinflammatorische Phasen" bzw. eine „Immunparalyse" mit PCT und HLA-DR in Beziehung stehen, ist derzeit nicht ausreichend bekannt, jedenfalls kann eine Korrelation oder inverse Beziehung zwischen beiden Parametern keinesfalls als Regelfall angesehen werden. Ob durch beide Parameter eine hyper- oder hypoinflammatorische Phase der Sepsis erkannt oder definiert werden kann, ist ebenso wie die Definition beider Zustände keine gesicherte Erkenntnis.

Weitere Parameter

Leukozytenzahlen, Differentialblutbild, Blutsenkungsgeschwindigkeit und erhöhte Temperaturen geben ebenfalls Hinweise auf die Aktivität entzündlicher Erkrankungen. Es sind jedoch sehr unspezifische Meßgrößen (77, 131). Dies ist exemplarisch in Abb. 3.1.6 und Abb. 3.1.7 am Beispiel des Verhältnisses von unreifen zu reifen Granulozyten zu erkennen. Ihre diagnostische Wertigkeit ist daher in der Intensivmedizin und operativen Medizin oft eingeschränkt (54, 131, 134).

In diesem Zusammenhang sei erneut darauf hingewiesen, daß PCT auch bei schweren Formen der Sepsis und des septischen Schocks eine Besserung oder Verschlechterung des Zustands des Patienten wiedergeben kann. Dies ist durch andere Inflammationsparameter wie Leukozyten, Körpertemperatur, CRP oder Zytokine in der Regel nicht möglich. Bei diesen Parametern kommt es meist zu einer „Übersteuerung" des Wertebereichs, während PCT auch bei schwerer Sepsis noch modulationsfähig ist.

4 Spezielle Indikationen zur PCT-Bestimmung

4.1 Prognose und Verlauf der Peritonitis

Patienten mit Peritonitis haben in aller Regel sehr hohe PCT-Werte. Dies liegt daran, daß das Peritoneum ein immunologisch sehr aktives Organ ist und bei einer Peritonitis nahezu immer Zeichen einer systemischen Inflammation zu beobachten sind. Da das Peritoneum ein sehr großes und gut kapillarisiertes Organ ist, kann sich eine Peritonitis rasch ausbreiten und durch engen Kontakt zum Blutkreislauf zu einer bedrohlichen Situation werden. Fokal begrenzte Peritonitiden oder lokal-peritonitische Reizzustände, wie sie bei einer beginnenden Appendizitis oder einer Cholezystitis gesehen werden, weisen dagegen nur leicht oder keine erhöhten PCT-Werte auf.

Peritonitis und Sepsis

In Abbildung 4.1.1 sind die maximalen PCT-Werte, die im Verlauf der Erkrankung bei Patienten mit Peritonitis oder Pneumonie ohne gleichzeitige Zeichen einer systemischen Inflammation auftreten, dargestellt und mit der jeweiligen Erkrankung mit den Symptomen einer systemischen Inflammation, also einer Sepsis gemäß ACCP/SCCM-Kriterien, verglichen (68). Liegt eine Sepsis vor, sind die maximalen PCT-Werte höher als bei lokal begrenzten Infektionen.

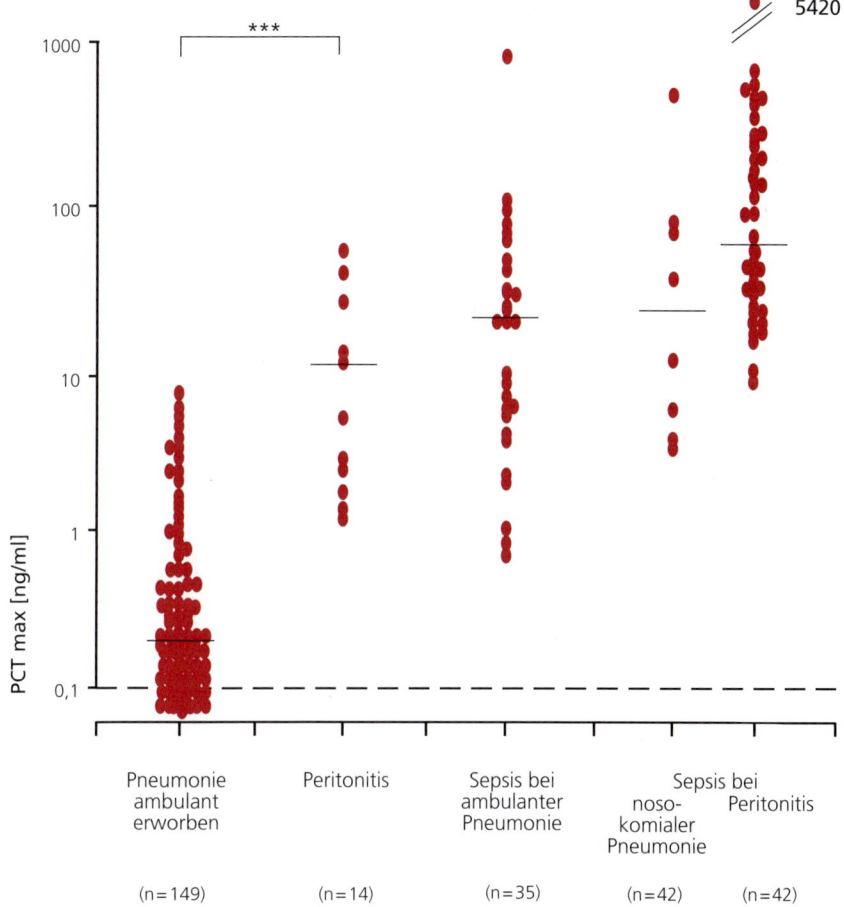

Abbildung 4.1.1

PCT-Serumkonzentrationen bei Pneumonie oder Peritonitis jeweils mit und ohne septische Symptomatik (Maximalwerte). Die Balken stellen den Median der jeweiligen Gruppe dar. Die Pneumonie- und Peritonitisgruppe (Spalte 1 und 2) unterscheiden sich signifikant (Mann-Whitney-Test, p < 0,001) (68).

Verlaufsbeobachtung der Peritonitis

Auch bei einer Peritonitis ist es möglich, anhand des Verlaufs der PCT-Werte eine prognostische Aussage zu treffen. Nach den Untersuchungen von Reith et al. (144) an 162 Patienten mit Peritonitis war es mit 84 %-iger Sensitivität und 91 %-iger Spezifität möglich, prognostisch günstige von letalen Verläufen zu unterscheiden. Die Gruppe der überlebenden Patienten war durch fallende PCT-Werte im Verlauf der Erkrankung von Tag 0 bis Tag 3 gekennzeichnet, während bei letalem Verlauf gleichbleibende oder steigende PCT-Werte im gleichen Zeitraum zu beobachten waren.

Die Ergebnisse dieser Untersuchung wurden durch eine weitere prospektive Studie (146) und durch Daten von Gramm et al. (68) bestätigt (siehe auch Kapitel 3.3).

4.2   PCT im postoperativen Verlauf

Nach Operationen kann es in Abhängigkeit von Art und Ausmaß des chirurgischen Eingriffs durchaus zu einer Erhöhung der PCT-Werte in den ersten postoperativen Tagen kommen. Eine steril chirurgisch versorgte Wunde stellt zwar keinen ausreichenden Stimulus für die Induktion von PCT dar, jedoch können größere Operationen oder Manipulationen am Darm zu einer Induktion von PCT führen. Nach kleineren oder primär aseptischen operativen Eingriffen liegen die postoperativen PCT-Konzentrationen daher zumeist im Normalbereich oder nur geringfügig darüber. Nach ausgedehnten chirurgischen Eingriffen dagegen, insbesondere in der Abdominalchirurgie, kommen leicht bis mittelgradig erhöhte PCT-Werte postoperativ häufiger vor, übersteigen jedoch einen Bereich von 2 ng/ml nur in wenigen Fällen (88, 100, 103) (Abb. 4.2.1, Abb. 4.2.2 und Abb. 4.3.4).

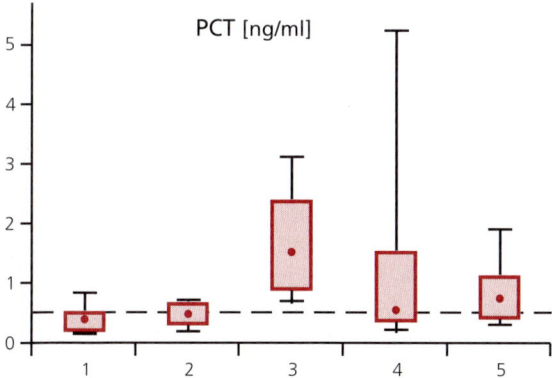

Abbildung 4.2.1

Postoperative Maximalwerte von PCT nach verschiedenen Arten von Operationen bei komplikationslosem Verlauf. Der Beobachtungszeitraum betrug bis zu 5 Tage postoperativ. Dargestellt sind Median, 25/75% Percentile (Box) und 10/90% Percentile der jeweils maximalen PCT-Werte. Gruppe 1 (n = 37), kleinere Eingriffe (Leistenhernie, Total-Endoprothese der Hüfte, Thyroidektomie, periphere Gefäßchirurgie); Gruppe 2 (n = 11), kleinere abdominelle Eingriffe (Cholezystektomie); Gruppe 3 (n = 22), größere abdominelle Eingriffe (Resektion von Colon, Sigma, Rektum, Gastrektomie); Gruppe 4 (n = 16), ausgedehnte abdominelle oder retroperitoneale Eingriffe (Ösophagusresektion, Whipple'sche Operation, große Gefäße); Gruppe 5 (n = 32), Herz- und Thoraxchirurgie (103).

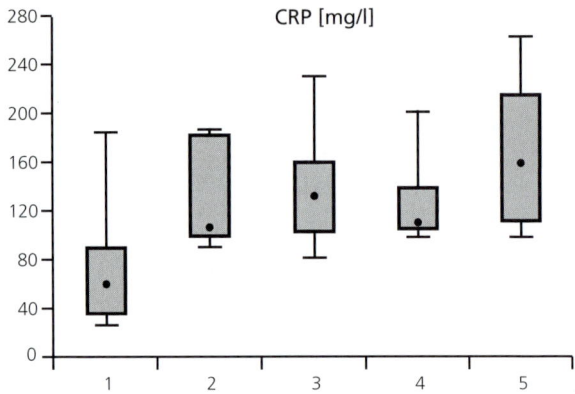

Abbildung 4.2.2

Darstellung der maximal beobachteten CRP-Werte (mg/l) entsprechend den Operationsarten wie in Abb. 4.2.1.

Traumainduzierte PCT-Erhöhung

Im Rahmen einer prospektiven Studie haben wir 1996 bis 1997 bei 117 Patienten mit einem regulären postoperativen Verlauf ohne Zeichen einer Infektion oder systemischen Inflammation die PCT-Werte präoperativ und postoperativ täglich bis zum 5. Tag nach dem Eingriff bestimmt (103). Die Ergebnisse zeigen, daß die postoperative PCT-Bildung deutlich von Art und Ausmaß der Operation abhängt, in der Regel jedoch Werte über 2 ng/ml nur selten überschritten werden. In einzelnen Fällen werden jedoch nach größeren Eingriffen durchaus höhere Werte bis über 6 ng/ml beobachtet, diese Patienten sind jedoch in vielen Fällen durch das Auftreten späterer Komplikationen gekennzeichnet (145, 147). Die Spitzenwerte von PCT treten nach der Operation meist am 1. und 2. postoperativen Tag auf, können aber auch später ihr Maximum erreichen (Abb. 4.2.3). CRP hatte dagegen fast in allen Fällen sein Maximum erst am 2. postoperativen Tag (Abb. 4.2.2). Da die CRP-Werte im Vergleich zu PCT nach Operationen nahezu ausnahmslos erhöht sind, wird der diagnostische Einsatz dieser Meßgröße im postoperativen Bereich deutlich erschwert.

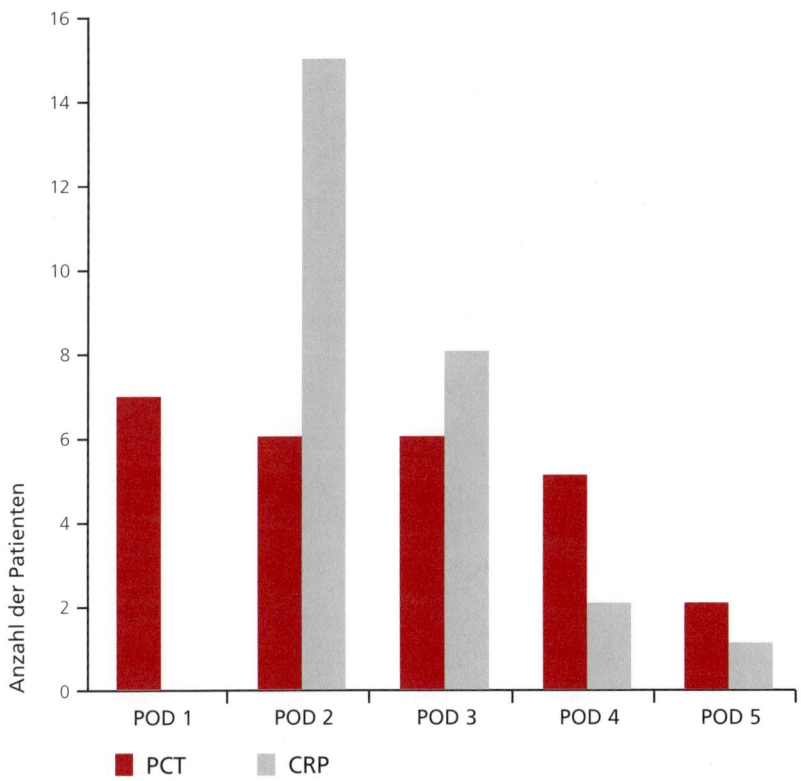

PCT   CRP

Abbildung 4.2.3

In diesem Histogramm ist der Tag des Auftretens des höchsten PCT- bzw. CRP-Wertes als Häufigkeitsverteilung dargestellt. Untersucht wurden 26 Patienten nach Herzoperationen bis zum 5. postoperativen Tag (POD 1 – 5) (100).

Kleinere Eingriffe und primär aseptische Operationen

Während bei kleineren Operationen, beispielsweise der Cholezystektomie, dem Verschluß einer Leistenhernie, oder nach primär
aseptischen Eingriffen, wie dem künstlichen Hüftgelenksersatz, der
Thyroidektomie und peripheren gefäßchirurgischen Eingriffen nur
32 % der Patienten höhere PCT-Werte als 0,5 ng/ml aufwiesen und
nur in 3 % der Fälle die Werte höher als 2,0 ng/ml lagen, waren
nach herzchirurgischen Eingriffen bei 59 % der Patienten die PCT-
Werte über den Normalbereich von 0,5 ng/ml erhöht, bei 11 %
über 2 ng/ml (Abb. 4.2.4) (100, 103, 110). Der zeitliche Verlauf
postoperativer PCT-Plasmakonzentrationen nach herzchirurgischen
Eingriffen ist in Abb. 4.2.4 dargestellt (103).

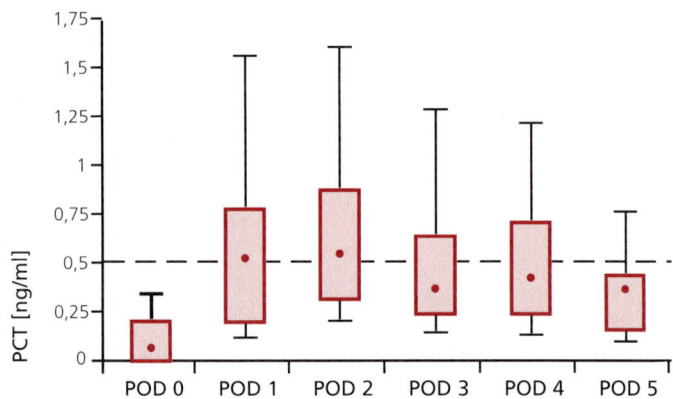

Abbildung 4.2.4

Zeitlicher Verlauf der PCT-Werte (ng/ml) nach Herzoperationen mit extrakorporaler
Zirkulation (Bypassoperation, Klappenersatz, n = 26). Dargestellt sind Median,
25/75 % Percentile (Box) und 10/90 % Percentile. POD, postoperativer Tag (100).

Große chirurgische Eingriffe und abdominelle Operationen

Nach abdominellen Eingriffen werden bei der Mehrzahl der Patienten erhöhte PCT-Plasmaspiegel beobachtet. 65 % aller Patienten mit bauchchirurgischen Eingriffen (Dünndarm, Colon, Sigma oder Rektumresektion, Gastrektomie, n = 20) hatten Werte über 0,5 ng/ml, 25 % über 2 ng/ml, aber nur ein Patient wies PCT-Konzentrationen über 5 ng/ml auf (5,13 ng/ml). Hohe Werte wurden mit ähnlicher Häufigkeit auch nach ausgedehnten abdominellen oder retroperitonealen Eingriffen gemessen (Aortenaneurysma, Whipple'sche Operation, Ösophagusresektion). Der Spitzenwert betrug hier 5,7 ng/ml. Auch bei Untersuchungen von Marnitz et al. waren bei Patienten mit Ösophagusresektion (n = 7) postoperative PCT-Werte von 2,1 ng/ml im Median aufgetreten, die Spannweite der Werte betrug dabei 0,9 bis 8,2 ng/ml PCT (97).

PCT in der Herz- und Thoraxchirurgie

Nach herz- und thoraxchirurgischen Eingriffen sind die PCT-Werte ebenfalls leicht erhöht. Nach eigenen Untersuchungen (100, 103) beträgt der Median nach herzchirurgischen Eingriffen mit extracorporaler Zirkulation 0,74 ng/ml, 90 % der Patienten haben Werte unter 1,77 ng/ml PCT (n = 25). Bei vergleichbaren thoraxchirurgischen Eingriffen ohne extracorporale Zirkulation liegen die entsprechenden Werte bei 0,58 ng/ml und 1,64 ng/ml (n = 12) und unterscheiden sich daher nicht von Eingriffen mit extracorporaler Zirkulation. Die Patienten hatten dabei keinerlei Komplikationen und keine Entzündungszeichen (SIRS-Kriterien). Werte in dieser Größenordnung werden auch von Hensel et al. berichtet (76). So hatten Patienten ohne die Symptome eines SIRS in dieser Untersuchung PCT-Werte von 0,9 ± 1,0 ng/ml (n = 23). Auch mit den Symptomen der systemischen Inflammation (n = 8) lagen die Konzentrationen nicht signifikant anders. Nur Patienten mit einem akuten Lungenversagen wiesen signifikant höhere PCT-Werte auf (8,0 ± 2,7 ng/ml, n = 9). Kilger et al. (84) verglich postoperative PCT-Werte nach konventioneller aortocoronarer Bypassoperation mit Herz-Lungen-Maschine und nach minimal-invasiver Bypasstechnik ohne extracorporale Zirkulation. Es ist verständlich, daß aufgrund des deutlich geringeren operativen Traumas bei minimal-invasiver Technik nahezu keine Induktion von PCT auftritt (Median 0,7 ng/ml PCT, n = 27).

Mögliche Ursachen der postoperativen PCT-Induktion

Die Ursache für postoperativ erhöhte PCT-Werte ist bisher nicht geklärt. Sowohl eine vorübergehende intraoperative bakterielle Kontamination oder Endotoxin-Freisetzung kann die Ursache sein, so bei abdominellen Eingriffen durch die Präparation der Anastomosen, oder eine bakterielle Translokation, etwa nach extrakorporaler Zirkulation oder bei ausgedehnten abdominellen oder retroperitonealen Eingriffen. Möglicherweise stellen auch andere proinflammatorische Mediatoren, z. B. IL-6 und TNF-α, deren Bildung nach einem größeren Operationstrauma bekannt ist, ein auslösendes Agens für die Induktion von PCT dar.

Folgen für die Diagnostik

Für die Interpretation postoperativer PCT-Werte ist die Kenntnis einer PCT-Erhöhung nach chirurgischen Eingriffen von Bedeutung. Dabei muß berücksichtigt werden, daß Art und Ausmaß des einzelnen Operationstypus einen deutlichen Einfluß auf Höhe und Häufigkeit der postoperativen PCT-Induktion haben. Bei entsprechenden Risikopatienten oder nach größeren Operationen sollten daher frühzeitig Verlaufsbestimmungen durchgeführt werden. Diese können einerseits helfen, postoperative Risiken zu erkennen, andererseits eine durch Infektionen oder Sepsis bedingte PCT-Induktion von regulär erhöhten postoperativen Werten unterscheiden.

Nach den Untersuchungen von Reith et al. (145) ist ein PCT-Wert, der am ersten oder zweiten postoperativen Tag den Bereich von 1,5 ng/ml überschreitet, ein Indikator für mögliche spätere Komplikationen. Postoperative PCT-Werte dieser Größenordnung sollten daher Anlaß für eine engmaschige Überwachung der entsprechenden Patienten oder eine Weiterführung der Antibiotikatherapie sein. Soll PCT nach Operationen als diagnostischer Parameter eingesetzt werden, ist eine routinemäßige und frühzeitige Bestimmung ab dem 1. postoperativen Tag zu empfehlen. Nur so kann die Höhe der Plasmaspiegel im Verlauf gut dokumentiert werden, während bei der Interpretation von Einzelwerten eine Differenzierung von postoperativ erhöhten Werten im Vergleich zu einer septisch induzierten PCT-Erhöhung deutlich schwieriger ist.

Art des Eingriffs	n		25%	Median	75%	90%	Max.
1. Kleinere chirurgische Eingriffe, primär aseptische Chirurgie	37	PCT	0,18	0,38	0,55	0,73	2,5
		CRP	36	61	93	181	265
mit:							
– Hüftgelenksersatz	14	PCT	0,37	0,48	0,56	1,38	1,59
		CRP	59	91	172	183	184
– periphere Gefäßchirurgie	15	PCT	0,20	0,29	0,63	0,77	2,49
		CRP	30	34	80	165	265
– Thyroidektomie und Hernienchirurgie	8	PCT	0,18	0,26	0,42		0,53
		CRP	55	67	78		99
2. Cholezystektomie	11	PCT	0,29	0,49	0,60	0,62	0,62
		CRP	198	106	182	197	200
3. Abdominalchirurgie (Kolon-, Sigma-, Rektum-resektion, Gastrektomie)	20	PCT	0,80	1,50	2,31	3,00	5,13
		CRP	99	131	160	230	250
4. Größere chirurgische Eingriffe mit Beteiligung des Mediastinums oder Retroperitoneums	12	PCT	0,31	0,54	1,49	4,99	5,76
		CRP	102	109	142	204	206
mit							
– Aortenaneurysma, Y-Prothese	5	PCT	0,51	1,65	3,32		5,76
		CRP	104	106	128		144
– Whippelsche Operation	1	PCT	–	–	–		0,26
– Ösophagusresektion	6	PCT	0,22	0,45	0,65		0,91
		CRP	104	133	201		206
5. Herz- und Thorax-chirurgie	37	PCT	0,38	0,61	1,24	1,77	4,96
		CRP	115	161	221	261	395
mit							
– Herzchirurgie (mit extrakorporaler Zirkulation)	25	PCT	0,38	0,74	1,09	1,77	2,99
		CRP	124	195	241	291	395
– Thoraxchirurgie (Lungenresektion)	12	PCT	0,31	0,58	1,61	1,64	4,96
		CRP	101	133	159	228	250

Tabelle 4.2.1

Maximale Procalcitonin [ng/ml]- und CRP [mg/l]-Plasmakonzentrationen während einer 5-tägigen postoperativen Beobachtungszeit bei Patienten mit einem komplikationslosen postoperativen Verlauf. Angegeben sind der Median und die 25/75/90 % Perzentile sowie der jeweils höchste beobachtete Wert (Max.)(103).

Marker	ALV (%)
PCT > 5 ng/ml	
Sensitivität	100
Spezifität	100
IL-6 > 400 pg/ml	
Sensitivität	33
Spezifität	100
Neopterin > 10 nmol/l	
Sensitivität	33
Spezifität	75
Leukozyten > 12.000/µl	
Sensitivität	100
Spezifität	50
Elastase > 150 µg/l	
Sensitivität	67
Spezifität	30
CRP > 5 mg/l	
Sensitivität	44
Spezifität	13
sL-Selektin > 1.250 ng/ml	
Sensitivität	22
Spezifität	100

Tabelle 4.2.2

Sensitivität und Spezifität postoperativ erhöhter Werte inflammatorischer Parameter bei Patienten mit systemischer Inflammation (SIRS) nach herzchirurgischen Eingriffen mit extracorporaler Zirkulation bezüglich der Diagnose eines akuten Lungenversagens (ALV) (76). In dieser Studie entwickelten 17 von 40 Patienten postoperativ ein SIRS, 9 davon ein akutes Lungenversagen (Definition nach Murray et al. (116)). PCT, Procalcitonin; IL-6, Interleukin 6; CRP, C-reaktives Protein; Elastase, Leukozyten-Elastase; sL-Selektin, lösliches L-Selektin.

4.3   Transplantationschirurgie

Nach Organtransplantationen wird die normale Immunreaktion des Körpers medikamentös supprimiert. Mit einer Unterdrückung der akuten Abstoßung des Transplantats durch Corticosteroide, Cyclosporin und andere Immunsuppressiva wird gleichzeitig das Immunsystem beeinträchtigt. Infektionen durch bakterielle und virale Erreger sowie Pilzinfektionen sind daher lebensgefährliche Komplikationen bei 25 % der Transplantationen (110). Der Erfolg einer Organtransplantation wird in weiteren 30 % durch eine akute Abstoßung des transplantierten Organs gefährdet.

Solche akuten Abstoßungsreaktionen müsssen frühzeitig von Infektionen unterschieden werden, da in diesem Fall eine andere Therapie als bei Infektionen erforderlich ist. Die infektionsbedingten Symptome können jedoch durch die Zeichen einer akuten Abstoßungsreaktion überlagert werden, so daß eine frühe und sichere Infektionsdiagnose bei gleichzeitiger Abstoßungsreaktion bisweilen nur schwer möglich ist.

PCT in der Infektionsdiagnostik bei transplantierten Patienten

Mit PCT steht ein zusätzlicher Mosaikstein im Rahmen der diagnostischen Möglichkeiten nach Transplantationen zur Verfügung. Eine systemische Infektion wird durch PCT bereits wenige Stunden nach Beginn der Infektion angezeigt. Bei Sepsis und schweren bakteriellen Infektionen werden häufig PCT-Werte nachgewiesen, die über 10 ng/ml liegen. Dagegen unterbleibt bei viralen Infektionen oder einer akuten Abstoßungsreaktion die Freisetzung von PCT.

Die beginnende Infektion wird nach den Untersuchungen von Staehler et al. bei Herztransplantationen durch PCT-Werte von > 1 ng/ml mit einer Sensitivität von 77 % und einer Spezifität von 100 % erfaßt (158). PCT-Werte über 10 ng/ml waren in diesem Patientenkollektiv in jedem Fall mit einer schweren systemisch-bakteriellen Infektion verbunden.

Bei der Bewertung der PCT-Werte in den ersten Tagen nach der Transplantation ist jedoch zu beachten, daß es in Abhängigkeit von der Art der Operation (siehe Kapitel 4.2) zu einer unspezifischen Erhöhung der Werte infolge des operativen Eingriffs kommen kann, beispielsweise nach Lebertransplantationen. Der Untersucher muß daher für jede Art von Transplantation in Abhängigkeit vom Zeitpunkt nach der Operation andere „Referenzbereiche" berücksichtigen (74). Wird eine Verlaufsbeobachtung durchgeführt, beeinträchtigt dies die Diagnostik mittels PCT nicht.

Keine PCT-Induktion bei Transplantatabstoßung

Bei einer akuten Abstoßungsreaktion wird kein PCT induziert. Bei Infektionen und Sepsis erfolgt jedoch auch nach Transplantation eine signifikante Induktion von PCT (52, 72-74, 88, 89, 155, 158). Dies gilt sowohl für Nierentransplantationen als auch für Herz- und Lebertransplantationen. So hatte nach Lebertransplantationen eine akute Abstoßungsreaktion keinen signifikanten Einfluß auf den postoperativen Verlauf der PCT-Werte (88) (Abb. 4.3.5a). Bei Nierentransplantationen mit Abstoßung des Transplantats bestand kein signifikanter Unterschied zum Kontrollkollektiv (52). Auch nach Herztransplantationen konnte bei viralen Infektionen und bei Abstoßungsreaktionen keine Induktion von PCT beobachtet werden (73, 158). In Einzelfällen wurden erhöhte PCT-Werte dagegen nach partieller Nekrose des Transplantats beobachtet (52) (eigene Beobachtungen).

Die frühe postoperative Periode

Nach chirurgischen Eingriffen muß innerhalb der ersten postoperativen Tage bei einigen Patienten generell mit leicht erhöhten PCT-Werten gerechnet werden (Kapitel 4.2) (100, 103). Die frühe postoperative Induktion ist nach Lebertransplantationen (88) stärker als nach Nierentransplantationen. Nach Nierentransplantationen wurde ein etwa 50-prozentiger Anstieg im Vergleich zu den präoperativen PCT-Konzentrationen am 1. bis 3. postoperativen Tag beschrieben (52). Es handelt sich dabei um Konzentrationen im Bereich von etwa 0,8 bis 5 ng/ml PCT bei 50 Prozent der Patienten (Median etwa 3 ng/ml). Nach Lebertransplantationen werden Spitzenwerte ebenfalls am häufigsten am 1. und 2. Tag nach der Operation beobachtet. Sie betragen nach den Untersuchungen von Kuse et al. (88) bis über 7 ng/ml (Mittelwert 5,2 ng/ml, S.E.M. ± 1,2 ng/ml). Spezielle Daten zu PCT-Konzentrationen bei einem blanden postoperativen Verlauf nach Herztransplantationen liegen gegenwärtig nicht vor. Es ist jedoch davon auszugehen, daß sich die postoperativen Werte nach Herztransplantationen nicht wesentlich von PCT-Werten nach normalen Herzoperationen unterscheiden (100, 103).

PCT ist auch nach Transplantationen stimulierbar

Es gilt gegenwärtig als gesichert, daß die PCT-Induktion nach Transplantationen nicht durch eine Immunsuppression beeinträchtigt wird. So soll eine hochdosierte Steroid-Therapie eine Stimulation von PCT und TNF-α nicht hemmen, wohl aber die Bildung von IL-6 (52, 72, 89, 155, 158). Auch nach myeloablativer Therapie, z. B. bei autologer oder allogener Stammzell-Transplantation, kann PCT bei septischem Schock induziert werden (170).

Störeinflüsse: OKT3 führt zur PCT-Freisetzung

Nach Gabe von OKT3 wurde bei mehreren Patienten ein bis zu 10-facher Anstieg der PCT-Konzentrationen gemessen (52). An die Möglichkeit einer Freisetzung von PCT nach Gabe dieses Antikörpers sollte gedacht werden, damit ansteigende Werte nicht als Infektion fehlgedeutet werden. Diese Beobachtung unterstützt die Hypothese, daß PCT möglicherweise in Leukozyten gebildet wird (130). Jedoch könnte auch die systemische Inflammationsreaktion, die durch OKT3 induziert wird (1), ursächlich für die Bildung von PCT sein. Vergleichbare Beobachtungen wurden auch bei der Anwendung von Anti-Lymphozyten-Globulin gemacht (128).

Andere inflammatorisch-induzierte Parameter

Auch andere inflammatorische Parameter werden durch eine Infektion oder akute Abstoßungsreaktion beeinflußt (Abb. 4.3.1 und 4.3.2).

IL-6 und TNF-α steigen sowohl bei der akuten Transplantatabstoßung als auch infolge des operativen Traumas an (Abb. 4.3.2).

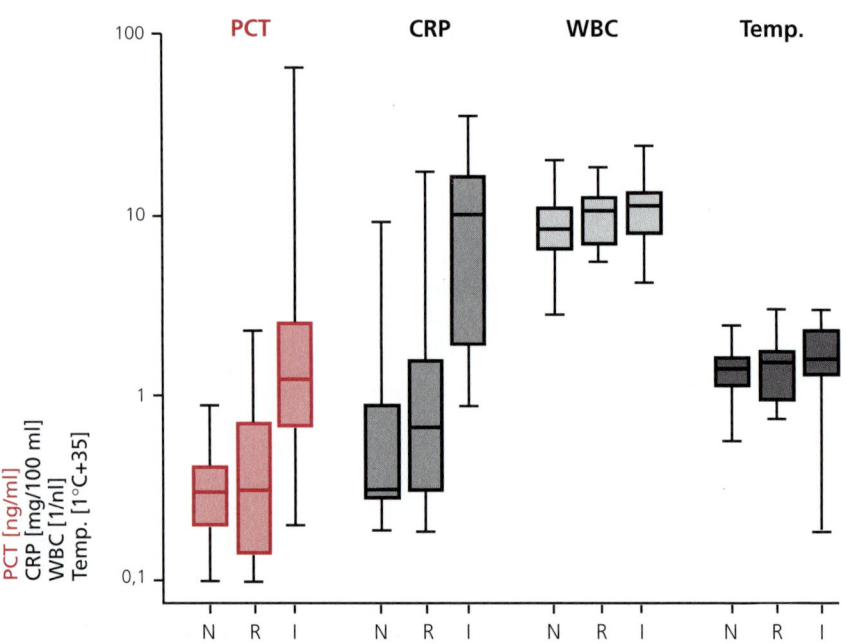

Abbildung 4.3.1

Nierentransplantation: Vergleich der Konzentrationen von PCT, CRP, Leukozyten und Körpertemperatur. N, regulärer postoperativer Verlauf (n = 77); R, akute Abstoßungsreaktion (zum Zeitpunkt der Biopsie) (n = 16); I, systemische Infektion (23 Proben). Angegeben sind Median, 25/75% (Box) und 5/95% Percentile, WBC = Leukozytenzahl (Whisker) (52).

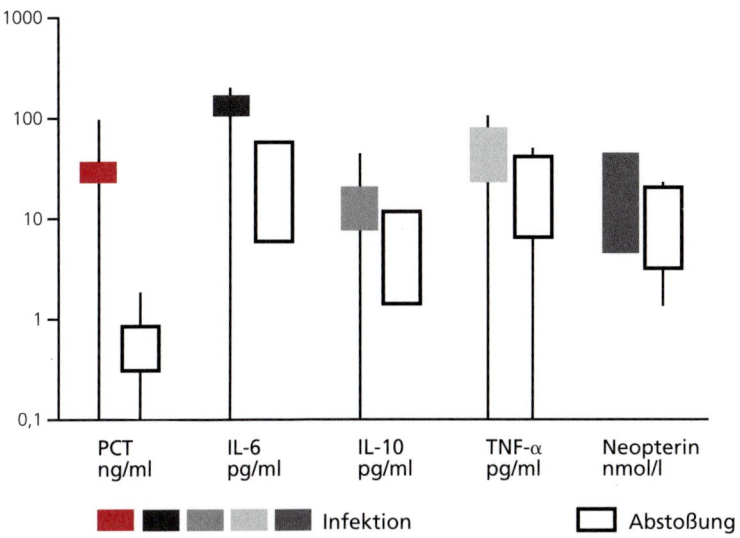

Abbildung 4.3.2

Mittelwert der Konzentrationen von PCT, IL-6, IL-10, TNF-α und Neopterin von 48 Patienten nach Herztransplantation und Diagnose einer Infektion oder akuten Abstoßungsreaktion des Transplantats (158).

Die Synthese von IL-6 wird durch eine Steroidtherapie supprimiert. Ein weiterer Nachteil der IL-6-Messung sind stark schwankende Konzentrationen innerhalb relativ kurzer Perioden. Dennoch ist es möglich, anhand hoher IL-6-Spiegel von über 25 pg/ml ein Infektion mit 77 %-iger Sensitivität und 100 % Spezifität zu erkennen. Werte über 84 pg/ml schlossen nach den Untersuchungen von Staehler und Hammer (73, 158) eine alleinige akute Abstoßungsreaktion mit 98 % Sicherheit aus. Die Daten wurden an einem Patientenkollektiv von 96 Patienten nach Herztransplantation gewonnen.

TNF-α zeigt ein ähnliches Verhalten wie IL-6, kann aber beispielsweise bei Herztransplantationen statistisch eine akute Abstoßungsreaktion nicht ausreichend von einer Infektion unterscheiden (158).

Neopterin wird bei akuter Abstoßung nur schwach induziert und steigt bei Infektionen stark an, kann aber auch durch das Operationstrauma und andere unspezifische Ereignisse deutlich reagieren. Daher ist Neopterin, ähnlich wie auch IL-10, zur Diagnostik der Transplantatabstoßung weniger geeignet (155, 158).

Auch die präoperative Phase ist wichtig

Eine weitere Indikation zur PCT-Bestimmung besteht in der präoperativen Phase der Transplantationsvorbereitung. Eine Transplantation darf aufgrund der starken initialen Immunsuppression nicht unter einer floriden Infektion begonnen werden. Da die präoperative Untersuchungsphase des Transplantatempfängers zwangsläufig sehr kurz ist, kann PCT in der zur Verfügung stehenden Zeit wertvolle Hinweise auf akute bakterielle Infektionen geben.

Eine Synopsis wichtiger Publikationen

Im folgenden werden die derzeit verfügbaren Untersuchungen zu PCT unter Berücksichtigung der einzelnen Transplantationsarten vorgestellt. Die Analyse dieser Arbeiten zeigt, daß PCT diagnostische Eigenschaften besitzt, welche gerade in der Transplantationsmedizin die wichtige Differenzierung zwischen einer antibiotisch therapierbaren bakteriellen Infektion und einer akuten Transplantatabstoßung oder einer viralen Infektion ermöglichen.

Nierentransplantation

Nach Nierentransplantationen sind bei invasiven bakteriellen Infektionen die PCT-Werte signifikant erhöht im Vergleich zu Patienten ohne Infektion oder mit einer akuten Abstoßungsreaktion. So unterschieden sich nach den Untersuchungen von Eberhard et al. (52) an 57 Patienten mit Nierentransplantation bei 13 Patienten mit akuter Transplantatabstoßung die PCT-Werte nicht signifikant von den Werten bei einem blanden Verlauf ($p = 0{,}47$). Bei 17 Patienten mit invasiven bakteriellen Infektionen war PCT dagegen signifikant erhöht ($p < 0{,}01$) (siehe Abb. 4.3.1 und Tab. 4.3.1 und 4.3.2).

Tabelle 4.3.1

Nierentransplantation: Sensitivität und Spezifität von PCT bei Unterscheidung von akuter Transplantatabstoßung und bakteriellen Infektionen (52).

	PCT > 0,5 ng/ml	CRP > 6 mg/ml	Leukozyten > 1000/µl	Temperatur > 37,5 °C
Spezifität	70 %	43 %	33 %	50 %
Sensitivität	87 %	100 %	70 %	17 %

Tabelle 4.3.2

Nierentransplantation: Angegeben ist das Signifikanzniveau (p) aufgrund des Mann-Whitney-Tests im Vergleich von Patienten mit einem regulären postoperativen Verlauf (n = 77), einer akuten Abstoßungsreaktion des Transplantats (n = 16) und einer systemischen Infektion (n = 23). Berücksichtigt wurden Serumproben von 57 nierentransplantierten Patienten (52).

Signifikanzniveau p (MWU-Test)	regulärer Verlauf/ Abstoßungs- reaktion	regulärer Verlauf/ systemische Infektion	Abstoßungs- reaktion/ systemische Infektion
PCT	p = 0,47	p < 0,01	p < 0,01
CRP	p = 0,04	p < 0,01	p < 0,01
WBC	p = 0,23	p = 0,02	p = 0,65
Temperatur	p = 0,10	p = 0,02	p = 0,84

Die Spezifität für die Diagnose einer solchen Infektion lag für PCT bei 70 %, für CRP bei 43 %. Dagegen hatte CRP als empfindlicherer, aber auch deutlich unspezifischerer Parameter eine Sensitivität von 100 %, die Sensitivität lag für PCT bei 87 %.

Langefeld et al. (89) berichtet von 20 Patienten mit Nierentransplantation und 25 Patienten mit Lebertransplantation. Auch hier wurde zunächst in den ersten Tagen nach dem chirurgischen Eingriff ein initialer PCT-Anstieg mit Werten von bis zu 10 – 20 ng/ml beobachtet. Bei Abstoßung des Transplantats (7 Patienten mit Lebertransplantation, 5 Patienten mit Nierentransplantation) lag PCT immer unter 0,3 ng/ml. Bei Vorliegen einer Infektion (n = 8, Pneumonie) lag PCT zwischen 1 bis 3 ng/ml, bei systemischer Infektion (n = 5) wurden Konzentrationen bis zu 33 ng/ml gemessen.

Lebertransplantation

Nach Lebertransplantationen kommt es in aller Regel zu einem postoperativen Anstieg der PCT-Plasmakonzentrationen infolge des operativen Eingriffs. Kuse et al. (88) hat bei 40 Patienten mit Lebertransplantation die postoperativen PCT-Werte analysiert. 16 Patienten hatten dabei einen völlig regulären postoperativen Verlauf. Die postoperativen Maximalwerte von PCT betrugen bei diesen Patienten im Mittel 5,2 ng/ml ± 1,23 ng/ml (S.E.M., Bereich 1,2 – 15,5 ng/ml) (Abb. 4.3.3). Die höchsten Werte wurden am 1. und 2. postoperativen Tag beobachtet. Sie normalisierten sich innerhalb einer Woche. Eine akute Transplantatabstoßung beeinflußte die Kinetik der Werte nicht, d.h. es war kein Anstieg von PCT zu beobachten (Abb. 4.3.4a). Bei Infektionen reagierte PCT in üblicher Weise mit einem deutlichen Anstieg der Werte bis zu 41 ng/ml (Abb. 4.3.4b). Somit ist auch nach Lebertransplantationen die Unterscheidung von Infektion und Abstoßungsreaktion mit Hilfe des Verlaufs der PCT-Werte in vielen Fällen möglich (Abb. 4.3.5). Durch herkömmliche Parameter (TNF-α, alpha$_2$-Makroglobulin u.a.) war eine Unterscheidung mit vergleichbarer diagnostischer Sicherheit nicht oder nur in einer Kombination mehrerer Parameter möglich (88). Auch bei Candidiasis traten erhöhte PCT-Werte auf. Eine Fallbeschreibung zu PCT bei einer disseminierten Candidainfektion nach Lebertransplantation wurde von Gerard et al. publiziert (64).

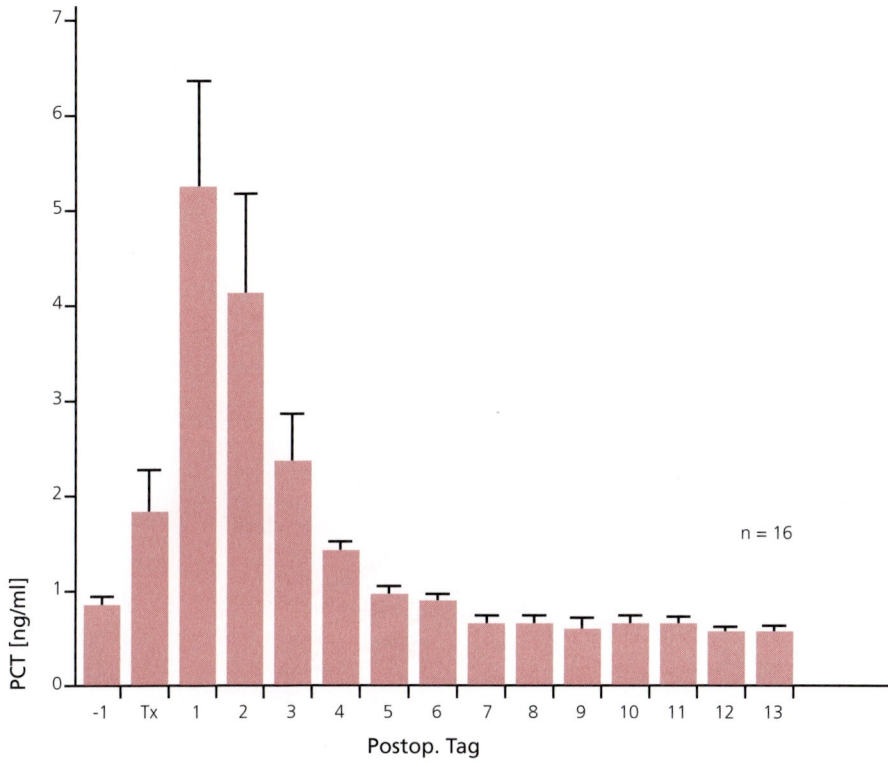

Abbildung 4.3.3

Verlauf der PCT-Konzentrationen nach Lebertransplantationen mit regulärem postoperativen Verlauf (n = 16, Mittelwert, Standardabweichung vom Mittelwert) (nach
Kuse et al., mit freundlicher Genehmigung des Autors).

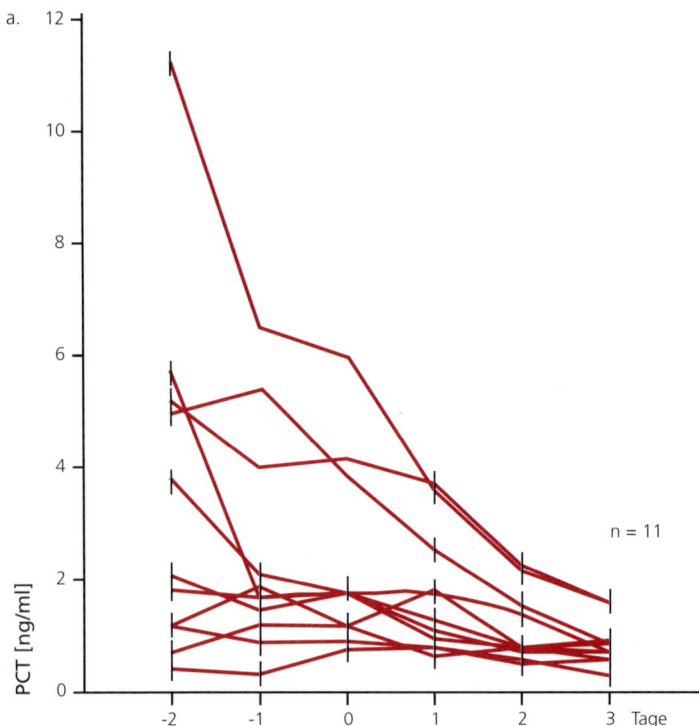

a.

PCT [ng/ml]

n = 11

-2   -1   0   1   2   3   Tage

Abbildungen 4.3.4a-c

Zeitlicher Verlauf der PCT-Plasmakonzentrationen nach Lebertransplantation:

Abb. 4.3.4a: Der postoperative Verlauf von PCT bei 11 Patienten mit einer akuten Abstoßungsreaktion (0, Tag der Diagnose). Der postoperative Rückgang der PCT-Werte wird durch das Auftreten der Abstoßungsreaktion nicht beeinflußt.

Abb. 4.3.4b: Bei 6 Patienten mit schweren systemischen Infektionen ist der Anstieg von PCT deutlich zu erkennen (0, Tag der Diagnose).

Abb. 4.3.4c: Bei 5 Patienten mit Pneumonie ist die Induktion von PCT weniger stark ausgeprägt (nach 88).

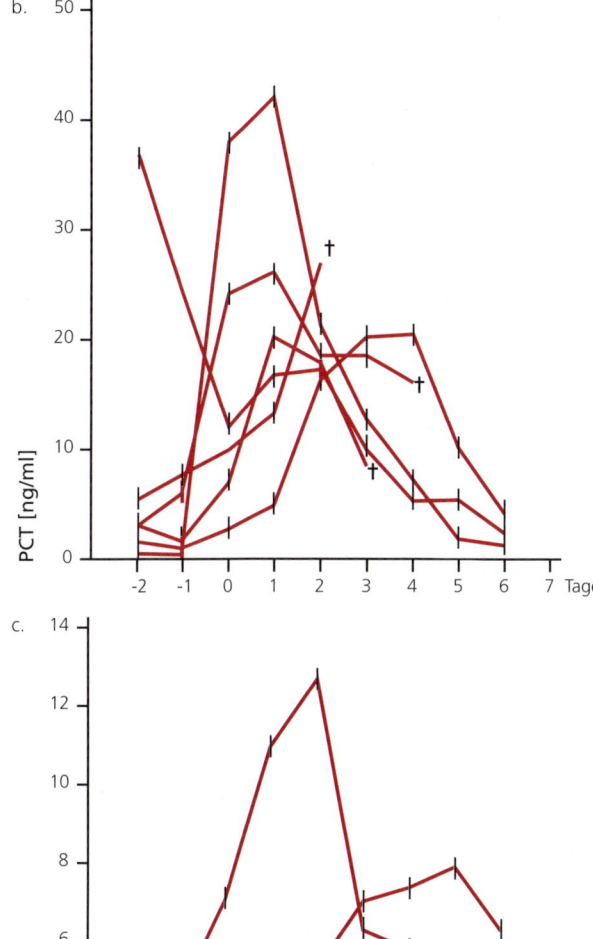

b.

c.

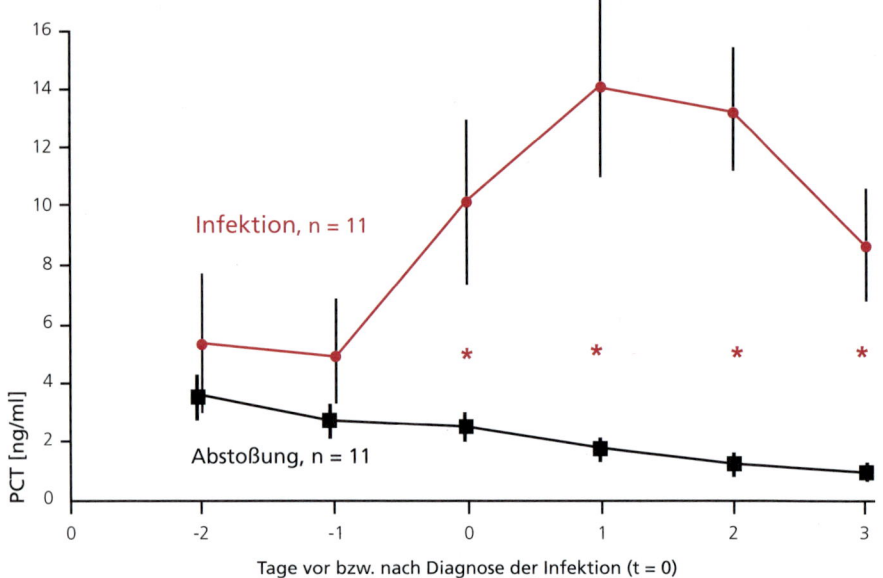

Abbildung 4.3.5

PCT-Werte mit Lebertransplantation im Verlauf vor und nach der Diagnose einer Infektion und einer Abstoßungsreaktion (nach 88, mit freundlicher Genehmigung des Autors)

Herztransplantation

Auch nach Herztransplantationen kann die Bestimmung von PCT wichtige Informationen liefern. So wird durch eine akute Abstoßung des Transplantats kein PCT induziert, während schwere bakterielle Infektionen durch PCT erkannt werden (Abb. 4.3.6). Werte über 10 ng/ml sind auch hier das Anzeichen einer schweren systemischen Infektion (73, 74).

Staehler und Hammer aus München publizierten Daten aus einer Gruppe von 48 Patienten mit Herztransplantation, 19 Patienten mit Lebertransplantation und 11 Patienten mit Lungentransplantation (72, 155, 156). Patienten mit nachgewiesener bakterieller

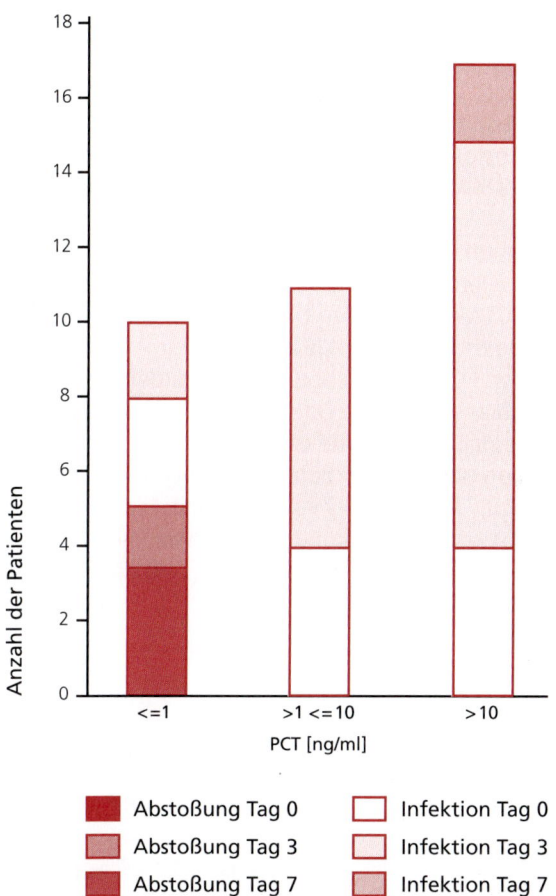

Abbildung 4.3.6

Korrelation von PCT-Konzentrationen mit dem Auftreten von Infektionen beziehungsweise einer Abstoßungsreaktion. Die Daten wurden an 48 Patienten mit Herztransplantation erhoben (158).

Infektion (221 Proben) hatten PCT-Werte im Mittel von 25,8 ± 4,6 ng/ml (SEM), bei akuter Abstoßung des Transplantats ohne Infektion war PCT mit 0,5 ± 0,1 ng/ml (n = 86) im Vergleich zu Patienten ohne Komplikationen dagegen nicht erhöht (PCT 0,3 ± 0,02 ng/ml, n = 565 Proben). Die Autoren errechnen eine Sensitivität von 77 % und Spezifität von 100 % (p < 0,001) für die Diagnose einer Infektion, falls PCT oberhalb von 1 ng/ml liegt. Bei Werten über 10 ng/ml bestand immer eine schwere Infektion, eine akute Abstoßung ohne gleichzeitige Infektion kann bei diesem Wert mit 98 %iger Sicherheit ausgeschlossen werden (p < 0,001).

Staehler et al. gibt bei seinen Untersuchungen die Art der mikrobiellen Erreger der einzelnen Infektionen an (158). Die höchsten PCT-Werte wurden bei generalisierten Pilzinfektionen gefunden. Da es bisher wenige Angaben zur Art des Erregers und der Höhe von PCT bei Infektionen gibt, wurden diese Daten in Tabelle 4.3.3 dargestellt. Diese Daten stellen jedoch keine repräsentativen Werte dar, auch wurde der Schweregrad der systemischen Inflammation und der Infektion nicht berücksichtigt. So ist es durchaus möglich, daß z. B. bei Patienten mit Pilzinfektionen eine besonders schwere Erkrankung vorlag, wie dies bei generalisierten Pilzerkrankungen öfter möglich ist, und daher PCT sehr hoch war (73).

Tabelle 4.3.3

PCT-Werte bei Infektionen mit verschiedenen Arten von Erregern. Die Serumkonzentrationen von PCT bei 96 Patienten nach Herztransplantation mit Infektionen wurden der Spezies der Erreger zugeteilt (158).

Typ des Erregers	Anzahl der Messwerte	PCT (ng/ml, Bereich der gemessenen Konzentrationen)
Pilzinfektionen (Candida spec., Aspergillus spec., Trichosporum cut.)	n = 58	0,1 – 334
gramnegative Stäbchen	n = 15	0,2 – 260
grampositive Kokken	n = 42	0,1 – 115
Chlamydien und Mykoplasmen	n = 17	0,1 – 40
grampositive Stäbchen	n = 6	7,0 – 19
Pneumocystis carinii	n = 2	0,3 – 13
virale Infektionen	n = 6	0 – 0,1

4.4   PCT bei Patienten mit Polytrauma

Bei Patienten mit einem Polytrauma treten, ähnlich wie nach chirurgischen Eingriffen, erhöhte PCT-Werte auf. Sie erreichen dabei innerhalb der ersten 24 Stunden durchaus Werte von bis zu 5 ng/ml, in Einzelfällen darüber. Die Spitzenwerte treten zumeist innerhalb der ersten 12 bis 24 Stunden auf. Auch hier sind hohe Werte gehäuft mit einem höheren Schweregrad der Verletzung sowie der Art und Prognose der Verletzung korreliert (113). Diese Korrelation trifft bereits für PCT-Werte zu, die innerhalb von 12 – 24 Stunden nach dem Unfall gemessen werden.

Korrelation zur Schwere der Verletzung, Organversagen und Outcome

Nach eigenen Untersuchungen sowie den Ergebnissen von Gerlach et al. (pers. Mitteilung) sind innerhalb der ersten 12 bis 24 Stunden erhöhte PCT-Werte mit einem höheren Risiko der Letalität und – in Übereinstimmung mit den Ergebnissen von Mimoz et al. (113) – einer stärkeren Verletzung und einem häufigeren Auftreten von Schock und Multiorganversagen korreliert. Weiterhin hatte ein schweres abdominelles Trauma im Vergleich zu einem mäßigen abdominellen Trauma, sowie das spätere Auftreten einer schweren pulmonalen Dysfunktion, einen signifikanten Einfluß auf die Höhe der PCT-Werte. Keinen Einfluß auf die Höhe der Werte hatten Extremitätenverletzungen, Thorax- und Kopfverletzungen sowie später einsetzende Nieren- und Leberfunktionsstörungen. Bei den Untersuchungen von Mimoz et al. war PCT mit den Spitzenwerten von CK und LDH sowie dem Volumenbedarf in der Frühphase korreliert (n = 21). Die CRP-Werte steigen auch hier langsamer an als PCT (113).

Bezüglich der Überlebenschance des Patienten zeigte ein PCT-Wert von über 2 ng/ml 12 Stunden nach dem Trauma mit hoher Sensitivität und Spezifität einen letalen Verlauf an. Dies bedeutet, daß bei einem Wert unter 2 ng/ml die Überlebenswahrscheinlichkeit hoch ist. Eine entsprechende Beurteilung war durch IL-6 nicht mit dieser Sicherheit möglich. Auch die Schwere der Verletzung ist mit signifikant höheren PCT-Werten verbunden, nicht jedoch mit signifikant höheren Werten von IL-6.

Prognostisch tritt bei Patienten mit initial erhöhten PCT-Werten im weiteren Verlauf gehäuft ein Multiorganversagen oder eine pulmonale Dysfunktion auf.

PCT kann daher ein effektiver Marker bei der Beurteilung des Risikoprofils von polytraumatisierten Patienten sein (Tab. 4.4.1).

Tabelle 4.4.1

PCT bei polytraumatisierten Patienten

- erhöhte PCT-Werte nach einem Polytrauma sind auch ohne Infektion und Sepsis möglich (bis über 5 ng/ml)
- Spitzenwerte treten zumeist innerhalb von 24 Stunden auf
- Abdominaltrauma und Schweregrad der Verletzung beeinflussen PCT signifikant (ISS, APACHE II-Score)
- erhöhte PCT-Werte (> 1 – 2 ng/ml) sind ein Risikofaktor für spätere pulmonale Dysfunktion, MODS, Schock und das lethale Risiko
- keine Korrelation von PCT mit:

  Thoraxtrauma, Extremitätentrauma, späteres Auftreten von Nieren- oder Leberfunktionsstörungen

4.5 PCT als Frühindikator von Komplikationen?

Es gibt zahlreiche Hinweise, daß eine vermehrte und frühzeitige Induktion von PCT nach verschiedenen Ereignissen ein Hinweis auf spätere mögliche Komplikationen ist. Dies betrifft den postoperativen Bereich (Kapitel 4.2) (76, 100, 103, 145), Patienten mit Polytraumen (Kapitel 4.4) (113), aber auch andere Erkrankungen (Kapitel 4.15) (16, 43).

Sind postoperativ erhöhte PCT-Konzentrationen ein Risikoindikator?

Nach einer Untersuchung von Reith et al. (145) an 35 Patienten mit colorektalen Eingriffen lagen die postoperativen PCT-Werte bei komplikationslosem postoperativen Verlauf am 1. postoperativen Tag im Median bei 1,2 ng/ml, bei 35 Patienten mit Operation der infrarenalen Aorta im Median unter 1 ng/ml PCT. Dagegen hatten Patienten, die später durch Komplikationen auffällig wurden, z.B. durch eine Pneumonie, bereits frühzeitig signifikant erhöhte postoperative PCT-Werte. Diese lagen im Median bei 6,9 ng/ml PCT bei colorektalen Eingriffen und ebenfalls im Bereich von 6-7 ng/ml PCT bei Eingriffen an der Aorta (Abb. 4.5.1). Die erhöhten postoperativen PCT-Werte wurden bei dieser Untersuchung bereits am 1. postoperativen Tag beobachtet, während die Komplikationen (z. B. Pneumonie, Anastomoseninsuffizienz, Ischämie) klinisch erst später diagnostiziert wurden (3. bis 5. (10.) Tag).

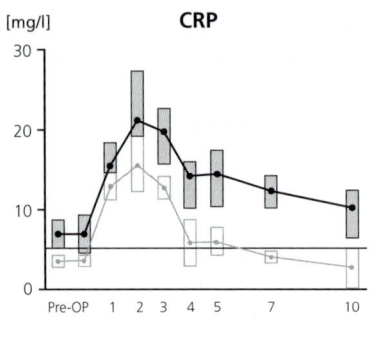

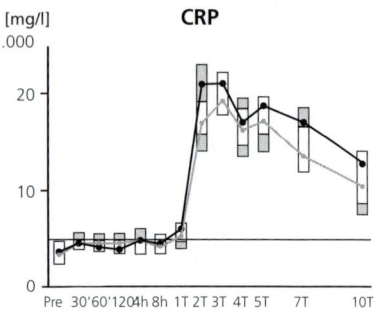

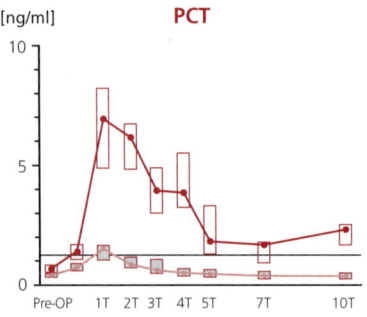

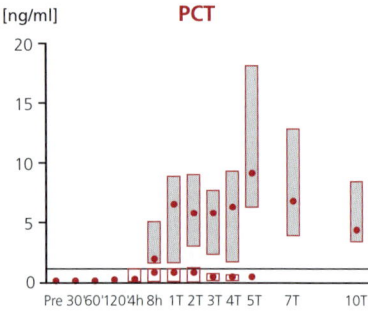

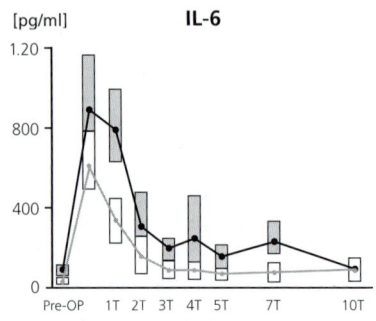

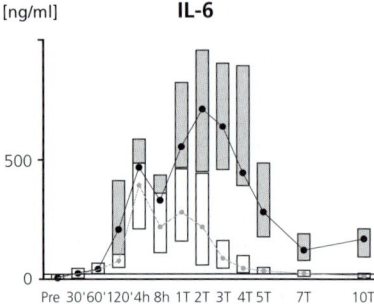

● ● ohne Komplikationen
● ● mit Komplikationen (7)

Abbildung 4.5.1

CRP-, PCT- und IL-6-Konzentrationen bei Patienten nach colorektalen Engriffen (links) und nach infrarenaler Aortenchirurgie (rechts). Dargestellt sind die jeweiligen Plasmakonzentrationen von Patienten mit regulärem postoperativem Verlauf (weiß, n = 35) und mit postoperativen Komplikationen (grau, n = 7) im postoperativen Verlauf (präoperativ bis zum 10. Tag postoperativ). (.) Median; Box, 25/75 % Percentile (145).

Erhöhte postoperative PCT-Konzentrationen bei pulmonaler Dysfunktion nach herzchirurgischen Eingriffen

Nach herzchirurgischen Eingriffen mit regulärem postoperativen Verlauf liegen die PCT-Werte im allgemeinen unter 2 ng/ml (76, 100, 104). Bei Patienten mit pulmonaler Dysfunktion wurden dagegen PCT-Werte von 5,1 ng/ml bis zu 14,3 ng/ml gemessen (76). Die Sensitivität und Spezifität von PCT bezüglich der Diagnose des akuten Lungenversagens war bei anderen Parametern, die in dieser Untersuchung bestimmt wurden, zum Teil deutlich geringer (Tabelle 4.2.2). Bei der geringen Fallzahl sollten jedoch vor weiteren Folgerungen zusätzliche Untersuchungen durchgeführt werden.

Auch bei eigenen Untersuchungen fanden wir Hinweise auf postoperativ erhöhte PCT-Werte bei kardiochirurgischen Risikopatienten. So hatten bei 48 Patienten mit einem PCT-Wert unter 2 ng/ml 37 % die Symtpome eines SIRS und 10 % benötigten eine Kreislaufunterstützung durch Katecholamine, während bei 28 Patienten mit PCT-Werten über 2 ng/ml bereits 61 % die Symptome eines SIRS aufwiesen, und 68 % katecholaminpflichtig waren. Die Anzahl der Patienten, die kalkuliert eine Antibiotikagabe erhielten, war in der zweiten Gruppe 3-fach höher als bei Patienten mit niedrigem PCT-Wert (103, 104).

Risikoindikator PCT bei Polytrauma

Auch bei polytraumatisierten Patienten (siehe Kapitel 4.4) sind erhöhte PCT-Werte, die innerhalb der ersten 24 Stunden auftreten, ein Hinweis auf ein höheres Risiko im späteren Verlauf. Dies betrifft einerseits das Auftreten von Multiorganversagen und Schock, andererseits aber auch die Häufigkeit pulmonaler Dysfunktion, ähnlich wie es in von Hensel et al. (76) bei herzchirurgischen Patienten beobachtet wurde (siehe Kapitel 4.4).

Die Pankreatitis kann sich bei Auftreten lokaler Komplikationen wie der Pankreasnekrose aufgrund der hohen enzymatischen Aktivität und der Freisetzung vasoaktiver und toxischer Mediatoren rasch zum lebensbedrohlichen Krankheitsbild mit Multiorganversagen entwickeln. Die Differentialdiagnose von Ursachen und Komplikationen im Zusammenhang mit dieser Erkrankung ist daher außerordentlich wichtig. Bei einer biliären Obstruktion und hierdurch bedingten akuten Pankreatitis ist eine rasche Desobliteration erforderlich. Bei schweren Verläufen der Pankreatitis hat die Differentialdiagnose von sterilen und infizierten Nekrosen wesentliche Konsequenzen für das weitere therapeutische Procedere. In beiden Fällen kann PCT ein wichtiger Indikator bei der Diagnosestellung sein.

Für die Vorhersage infizierter Pankreasnekrosen besitzt die Bestimmung von PCT nach den von Rau et al. publizierten Untersuchungen (141) eine diagnostische Sicherheit, die derjenigen einer Feinnadelpunktion sehr nahe kommt. Die Sensitivität und Spezifität ist hier für PCT höher als für IL-8. Es ist daher möglich, anhand von PCT auf ein wahrscheinliches Vorkommen von infizierten Nekrosen zu schließen. Dabei sollte jedoch berücksichtigt werden, daß die Pankreatitis eine Erkrankung ist, die mit sehr unterschiedlichen Schweregraden der systemischen Inflammation einhergeht und eine Induktion von PCT auch infolge der systemischen Inflammation erfolgen kann.

Differentialdiagnose von sterilen und infizierten Nekrosen

Während des Verlaufs einer Pankreatitis ist die Frage nach infizierten Pankreasnekrosen essentiell für den Fortgang der Erkrankung und mögliche therapeutische Interventionen. Die gezielte Feinnadel-Aspiration ist eine sichere Möglichkeit, infizierte Nekrosen nachzuweisen. Computertomografische Untersuchungen ohne Punktion können dagegen nur indirekte Hinweise auf einen Abszeß oder Nekrosen geben. Da das therapeutische Vorgehen in beiden Fällen unterschiedlich sein kann (konservative Therapie, Abszeßdrainage oder operative Nekrosektomie), hat diese Differentialdiagnose auch therapeutische Konsequenzen.

Die Bedeutung von PCT und von Interleukin-8 in der Diagnostik von infizierten Nekrosen bei akuter Pankreatitis wurde von Rau et al. in Ulm untersucht (141). Die Autoren analysierten PCT und IL-8 in drei Gruppen von Patienten mit Pankreatitis: bei 18 Patienten mit ödematöser Pankreatitis, bei 14 Patienten mit sterilen Nekrosen und bei 18 Patienten mit infizierten Nekrosen. Der Verlauf der PCT-Werte im Vergleich zu C-reaktivem Protein ist in Abb. 4.6.1a und 4.6.1b dargestellt. Die deutlich erhöhten PCT-Werte bei infizierten Nekrosen (IN) im Vergleich zu sterilen Nekrosen (SN) oder interstitieller ödematöser Pankreatitis (AIP) sind deutlich zu erkennen, ebenso die vergleichsweise geringere diagnostische Sicherheit bei C-reaktivem Protein (Abb. 4.6.1b) (140). Bei einem optimierten „cut-off"-Wert von 1,8 ng/ml für PCT und 112 pg/ml für IL-8, die jeweils mindestens 2 Tage überschritten werden mußten, war die Sensitivität für die Diagnose einer infizierten Nekrose 94 % für PCT und 72 % für IL-8, die Spezifität betrug 91 % für PCT und 75 % für IL-8. In diesem Patientenkollektiv fand sich keine Korrelation zur Ursache der Erkrankung oder zum Ausmaß der Nekrosen. Eine ungleiche Verteilung der Patienten in Hinblick auf den Schweregrad der Erkrankung und der systemischen Inflammation konnte in dieser Studie allerdings nicht ausgeschlosssen werden. So hatten 78 % der Patienten mit infizierten Nekrosen ein Multiorganversagen mit septischem Verlauf, dagegen hatten nur 36 % der Patienten mit sterilen Nekrosen ein Multigorganversagen, wobei in dieser Gruppe kein Patient einen septischen Verlauf aufwies. Bei Diagnose einer ödematösen Pankreatitis hatte kein Patient ein Multiorganversagen oder eine Sepsis.

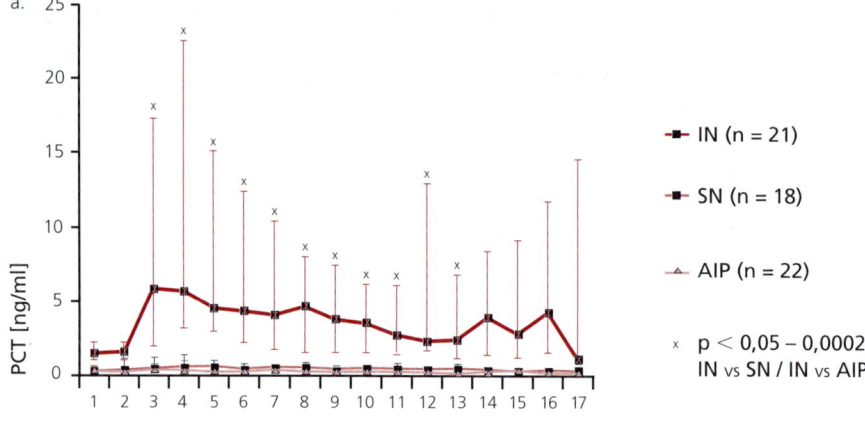

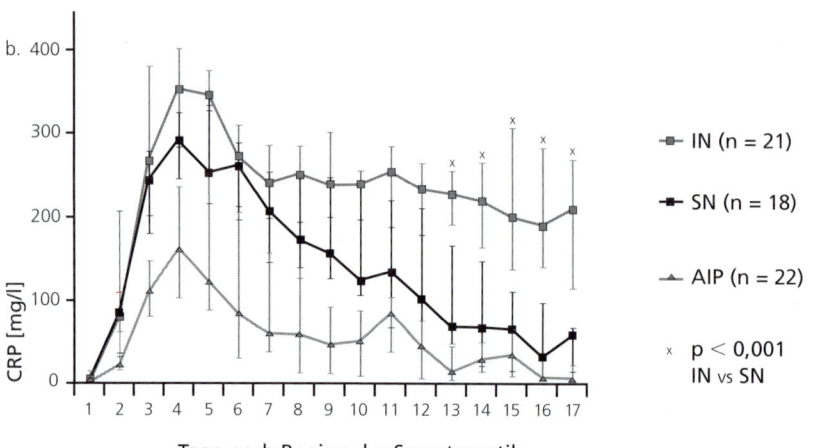

Abbildung 4.6.1 a-b

Verlauf der Plasmaspiegel von PCT- (4.6.1a) und CRP- (4.6.1b) Plasmaspiegel bei Patienten mit akuter Pankreatitis und infizierten Nekrosen (IN), sterilen Nekrosen (SN) und interstitieller ödematöser Pankreatitis (AIP). Die PCT-Konzentrationen liegen bei infizierten Nekrosen ab dem 3. Tag nach Beginn der Symptomatik signifikant höher, wogegen bei CRP kein signifikanter Unterschied bezüglich infizierten und sterilen Nekrosen vor dem 13. Tag nach Erkrankungsbeginn nachweisbar ist (140, mit freundlicher Genehmigung der Autorin).

Interessant sind die Daten zum Verlauf der PCT- und IL-8-Werte. Nach erfolgreicher operativer Nekrosektomie gingen PCT und IL-8 bei überlebenden Patienten innerhalb der ersten drei postoperativen Tage im Vergleich zu den präoperativen Werten signifikant zurück, wogegen bei letalem Verlauf die Konzentrationen im Median bei hohen Werten persistierten. CRP konnte keine der beiden Gruppen unterscheiden (Tabelle 4.6.1). Auch Bertsch et al. (25) berichtet von niedrigen PCT-Konzentrationen am Tag der stationären Aufnahme bei Patienten mit ödematöser Pankreatitis (PCT 0,69 ng/ml, Mittelwert, n = 7) und höheren Werten bei nekrotisierender Pankreatitis (steril oder superinfiziert, PCT 6,9 ng/ml, Mittelwert, n = 8). Die niedrige Fallzahl läßt in dieser Studie jedoch keine weiteren Schlüsse bezüglich infektiösen und sterilen Nekrosen zu.

Tabelle 4.6.1

Cut-off-Werte für optimale Sensitivität und Spezifität für PCT, IL-8 und CRP bezüglich der Diagnose infizierter Nekrosen (n = 18), septischen Multiorganversagens (n = 14) und letalem Ausgang der Erkrankung (n = 11) bei akuter Pankreatitis (141).

	Cut off	Sensitivität	Spezifität
Vorhersage: infizierte Nekrosen			
PCT [mg/ml]	≥ 1,8	94%	90%
IL-8 [pg/ml]	≥ 112	72%	75%
CRP [mg/l]	≥ 300	83%	78%
Vorhersage: septisches Multiorganversagen			
PCT [mg/ml]	≥ 3,0	86%	92%
IL-8 [pg/ml]	≥ 140	79%	81%
CRP [mg/l]	≥ 325	71%	78%
Vorhersage: letaler Ausgang			
PCT [mg/ml]	≥ 5,7	100%	92%
IL-8 [pg/ml]	≥ 140	91%	79%
CRP [mg/l]	≥ 325	64%	72%

Akute Pankreatitis: biliäre versus toxische Ätiologie

Bei der akuten Pankreatitis ist die frühzeitige Diagnose einer biliären Ätiologie durch Gallengangsobstruktion von großer Bedeutung. Diese wird in den meisten Fällen durch Gallensteine hervorgerufen. In diesem Fall muß rasch therapeutisch interveniert werden, um schwere Komplikationen, wie hämorrhagische Pankreatitis, Pankreasnekrose oder biliäre Sepsis zu vermeiden. Nach den Untersuchungen von Brunkhorst et al. (33-35, 38) hatten Patienten mit biliärer Pankreatitis massiv erhöhte PCT-Spiegel (60,8 ± 13,6 ng/ml, n = 13). Patienten mit akuter Pankreatitis toxischer Genese, z. B. Alkoholabusus, wiesen dagegen niedrige PCT-Werte auf (0,39 ± 0,38 ng/ml, n = 19). Bei negativem Befund der ERCP lagen die PCT-Werte signifikant niedriger als bei der Diagnose der biliären Pankreatitis. CRP, Neopterin, IL-6 und Bilirubin konnten diese Gruppen nicht unterscheiden (Abb. 4.6.2). PCT-Werte über 1 ng/ml am Tag der stationären Aufnahme sollen daher in der Lage sein, eine Obstruktion des biliären Systems anzuzeigen. Die Autoren empfehlen bei Patienten mit Hyperprocalcitoninämie bei akuter Pankreatitis eine frühzeitige Antibiotikatherapie und ERCP, sofern nicht eine Cholangitis Ursache der Erkrankung ist (35, 38).

Die Beobachtungen von Brunkhorst et al. werden unterstützt durch die Untersuchungen von Oezcueruemez-Porsch et al. (132), die bei milden Pankreatitiden als Folge einer diagnostischen ERCP ohne systemische oder infektiöse Komplikationen keine erhöhten PCT-Werte nachweisen konnten, wohl aber einen signifikanten Anstieg von CRP, IL-6, IL-10, Serum-Amyloid A und IL-1RA. Dennoch sollte beachtet werden, daß die differentialdiagnostischen Erwägungen zur biliären und toxischen Ätiologie der Pankreatitis wohl nur zu einem frühen Zeitpunkt des Krankheitsgeschehens gelten, da im späteren Verlauf andere Faktoren einen zunehmenden Einfluß auf die Induktion von PCT gewinnen. Für eine diagnostische Differenzierung zwischen beiden Ursachen der Erkrankung sollten auch keine zusätzlichen Komplikationen vorliegen, z. B. bakterielle Begleiterkrankungen oder ein septischer Schock.

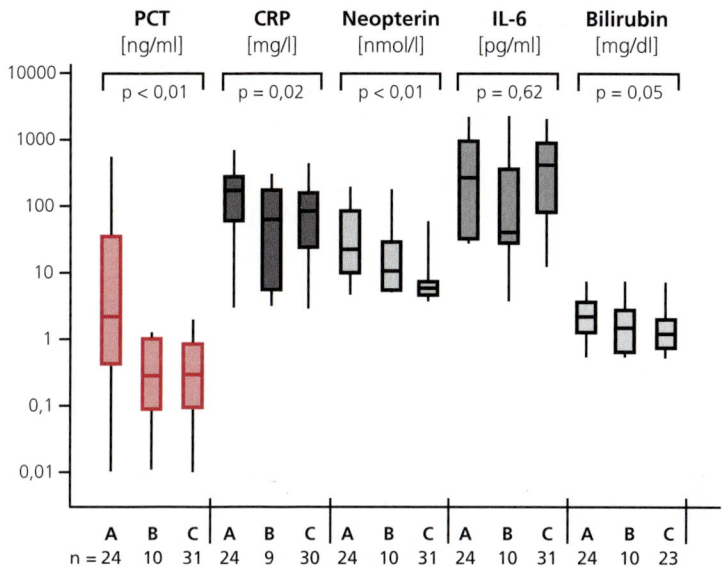

Abbildung 4.6.2

Box-Plot-Darstellung der Werte von PCT, Neopterin, IL-6 und CRP bei Patienten mit
biliärer (Gruppe A) und nicht-biliärer oder toxischer Pankreatitis (Gruppe C). Gruppe
B ist eine Subgruppe von Gruppe A mit negativem Befund der ERCP. Dargestellt sind
der Median (-), 25% und 75% Percentile (Box), und die Minimum- und Maximum-
Werte. p = Signifikanzniveau im Mann-Whitney-Test zwischen Gruppe A und C
(n = Anzahl der Messungen) (nach 34).

4.7 ARDS: bakterielle und toxische Ätiologie

Das ARDS (Adult Respiratory Distress Syndrome) ist durch schwere Veränderungen der Lungenstruktur gekennzeichnet. Ein charakteristisches Röntgenbild und die refraktäre Hypoxämie sind Zeichen der erhöhten Kapillarpermeabilität und tiefgreifender zellulärer Veränderungen im Lungengewebe.

Die Ätiologie reicht von infektiösen und bakteriellen Erkrankungen bis zu nicht-bakteriellen oder toxischen Ursachen, wie Alkoholdelir, Medikamentenunverträglichkeit (39), Embolien und Autoimmunerkrankungen. Die Therapie unterscheidet sich bei unterschiedlicher Ätiologie und sollte immer die zugrunde liegende Noxe ausschalten. Unter klinischen Bedingungen ist es oft nicht einfach, die Ätiologie eines ARDS zu erkennen.

Differentialdiagnose des ARDS

Ist die Ursache eines ARDS nicht ausreichend geklärt, kann die Bestimmung von PCT diagnostisch hilfreich sein. Brunkhorst et al. (37) beschreibt bei Patienten mit ARDS bakterieller Genese erhöhte PCT-Spiegel mit Werten von deutlich über 5 ng/ml. Toxisch-induzierte Formen des ARDS wiesen dagegen nur geringfügig erhöhte PCT-Werte auf (< 3 ng/ml, p = 0,0003, MWU-Test). Eine Unterscheidung beider Formen war durch IL-6 und CRP nicht möglich (p = 0,1831 bzw. 1,0), da diese Parameter als unspezifische Zeichen der Entzündungsreaktion in beiden diagnostischen Gruppen deutlich erhöht waren. Lediglich Neopterin differenzierte zwischen einer infektiösen gegenüber nicht-infektiösen Ätiologie, jedoch mit geringerer Signifikanz (Abb. 4.7.1 bis 4.7.3).

Vielfach tritt ein ARDS als sekundäre Erkrankung infolge einer Sepsis, Pneumonie, eines Polytraumas oder im Rahmen eines Multiorganversagens auf. Da allein aufgrund dieser Erkrankungen die PCT-Spiegel in aller Regel erhöht sind, ist hier eine genauere Differenzierung einer toxischen oder nicht-toxischen Ätiologie des ARDS in vielen Fällen nicht möglich.

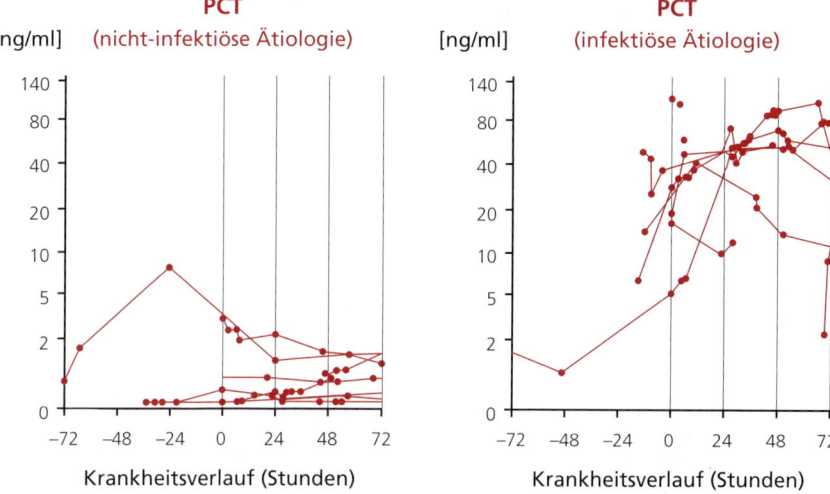

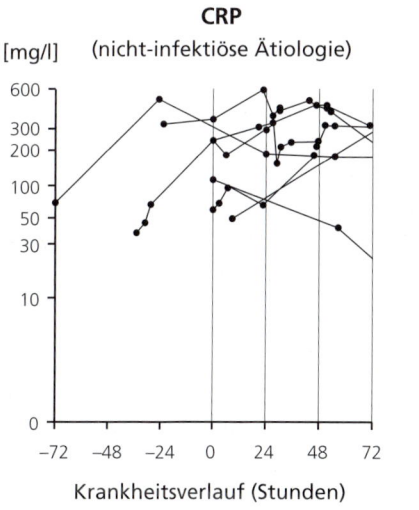

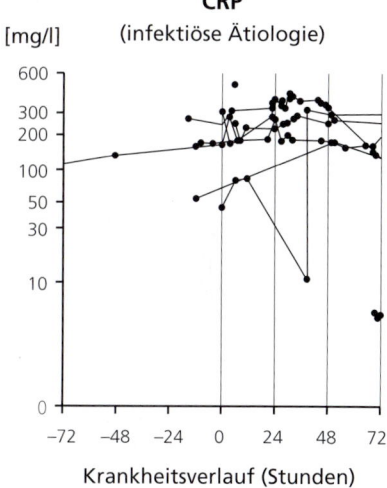

Abbildung 4.7.1

ARDS infektiöser und nicht-infektiöser Ätiologie: deutlich unterschiedliche PCT-Werte geben eine diagnostische und therapeutische Hilfestellung. Diese Unterscheidung ist durch CRP nicht möglich. Beginn der Erkrankung: t = 0, Zeit in Stunden (37).

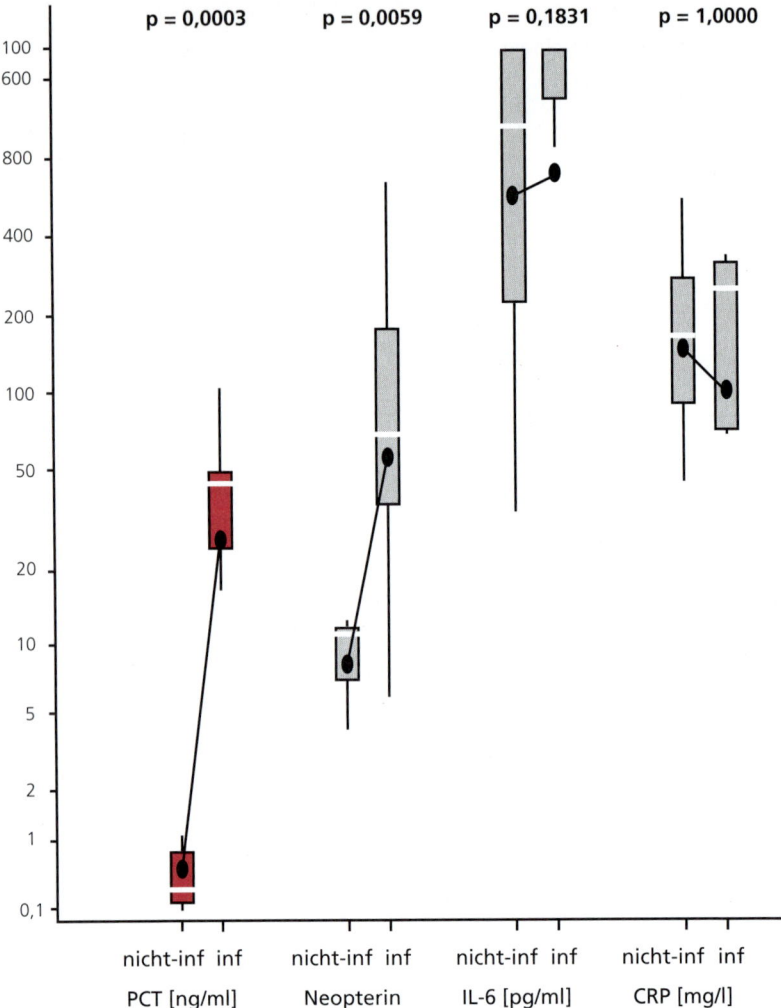

Abbildung 4.7.2

Box-Plot der Maximalwerte von PCT, Neopterin, IL-6 und CRP innerhalb der ersten 24 Stunden nach Beginn eines ARDS. Einteilung der Gruppen in ARDS infektiöser Ätiologie und nicht-infektiöser Ätiologie. Dargestellt sind Median (-), Mittelwert (.) Standardfehler des Mittelwerts (SEM) (Box) und Maximum-Minimum-Werte (nach 37).

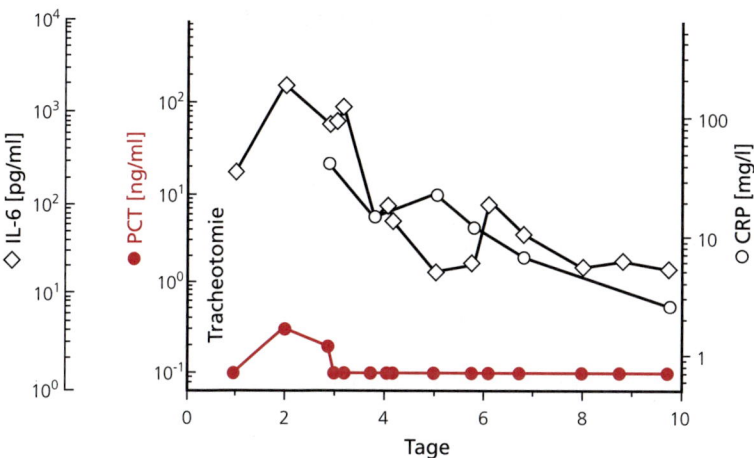

Abbildung 4.7.3

Fallbeispiel eines nicht-infektiös bedingten ARDS nach Enalapril-Exposition mit Glottisödem und ARDS. Dargestellt sind IL-6, CRP und PCT im Verlauf über 10 Tage. Die PCT-Werte waren zu keinem Zeitpunkt über den Normalbereich von 0,5 ng/ml erhöht (nach 39).

4.8   Pneumonie und Hyperprocalcitoninämie

Bei der akuten bakteriellen Pneumonie wird ebenfalls PCT induziert, sofern eine systemische Inflammation vorliegt. Da es sich bei
einer Pneumonie meist um eine organbezogene Infektion handelt,
sind die PCT-Werte meist niedrig, auch wenn eine deutliche klinische Symptomatik oder ein Befund im Röntgenbild besteht (Abb.
4.1.1, Abb. 4.3.4c) (68, 88).

Die Induktion von PCT bei Pneumonie ist gering

Bei isolierter Pneumonie ist aufgrund des organbezogenen Charakters der Infektion die Induktion von PCT meist gering. Ob dieser
geringe Anstieg von PCT klinisch auch erkennbar ist, hängt von
den begleitenden Umständen, etwa von den Vorerkrankungen des
Patienten oder vom entsprechenden Patientenkollektiv ab. So ist
beispielsweise eine möglicherweise nur schwache Induktion von
PCT aufgrund einer Pneumonie gut zu erkennen, wenn es sich um
eine akut-ambulant erworbene Pneumonie eines sonst gesunden
Patienten handelt. Bei Intensivpatienten ist dagegen der Anstieg
von PCT oft von anderen Einflußfaktoren überlagert, da vielfältige
Stimuli auf diese Patienten einwirken und PCT induzieren können.
Die Diagnose einer Pneumonie ist daher bei hospitalisierten Patienten im allgemeinen durch PCT nicht möglich. Sie sollte auch nicht
primäres Ziel einer PCT-Bestimmung sein, da organbezogene oder
lokale Infektionen kein PCT induzieren und die Diagnose einer
Pneumonie mit anderen Mitteln gut möglich ist. Lediglich bei einer
Komplikation der Infektion durch Zeichen der systemischen Inflammation (Sepsis, septischer Schock) sind die PCT-Werte erhöht (Abb.
4.1.1).

PCT als Risikoindikator für das Lungenversagen?

PCT ist ein Frühindikator für ein erhöhtes Risiko einer späteren pulmonalen Dysfunktion und anderer Risiken. Dies ist die Aussage
mehrerer Studien, in denen polytraumatisierte Patienten und Patienten nach größeren Operationen untersucht wurden. So waren

nach den Untersuchungen von Hensel et al. (76) nach Herzoperationen erhöhte postoperative PCT-Werte gehäuft mit akutem Lungenversagen korreliert. Auch bei polytraumatisierten Patienten wiesen Patienten, die im späteren Verlauf pulmonale Komplikationen entwickelten, innerhalb der ersten 12 bis 24 Stunden nach dem Unfall signifikant höhere PCT-Werte im Vergleich zu Patienten auf, die keine derartigen Komplikationen im Verlauf der ersten 6 Tage entwickelten (siehe Kapitel 4.4).

Ambulant erworbene Pneumonie

Nylen et al. (120) beschreibt bei 12 Patienten mit isolierter akuter ambulant erworbener Pneumonie erhöhtes immunreaktives Calcitonin (iCT) (1,0 ± 0,4 ng/ml iCT, Normkollektiv 0,03 ng/ml iCT). Bei positiven bakteriellen Kulturen lagen die Werte höher als bei negativem bakteriellen Befund (jeweils 6 Patienten, 1,8 ± 0,7 ng/ml bzw. 0,2 ± 0,1 ng/ml iCT).

Auch Gramm et al. (68) berichtet von leicht erhöhtem PCT bei akuter ambulant erworbener Pneumonie. Die Werte lagen hier bei 149 Patienten bei 0,2 ng/ml PCT (Median, Bereich 0,1-6,7 ng/ml). Im Vergleich hierzu lagen die Werte bei Peritonitis bei 3 ng/ml (1,1–35,3 ng/ml) und bei Sepsis bei 31,8 ng/ml (Bereich 0,5 – 5420 ng/ml).

De Werra et al. (49) berichtet ähnliche Daten von Patienten mit ambulant erworbener schwerer Pneumonie. Die Werte betrugen 2,4 ± 3,7 ng/ml PCT (Mittelwert ± SD), bei septischem Schock dagegen 96 ± 181 ng/ml. „Schwer" bedeutete in diesem Fall, daß neben der radiologischen Diagnose mindestens zwei weitere Symptome gegeben sein mußten: Fieber, Leukozytose, Auswurf oder Husten.

Nosokomiale Pneumonien

Bei nosokomialen Pneumonien konnte Cheval an 29 intensivpflichtigen Patienten keinen signifikanten Unterschied zwischen den PCT-Werten im Plasma bei nachgewiesener Pneumonie im

Vergleich zum Ausschluß einer Pneumonie feststellen (6,9 ± 12 ng/ml und 3,8 ± 6 ng/ml PCT, p = 0,98). Auch der PCT-Gehalt der bronchoalveolären Lavage unterschied sich in beiden Gruppen nicht (p = 1).

Aspirationspneumonie

Bei der Aspirationspneumonie wird oft eine Hyperprocalcitonin-ämie beobachtet (120, 122), (eigene Untersuchungen). Bei komplikationslosem Verlauf fallen die Werte innerhalb weniger Tage ab (Abb. 4.8.1 und 4.8.2).

Inhalationstrauma

Nach einem Inhalationstrauma wurden in unterschiedlichem Ausmaß erhöhte PCT-Werte beobachtet. Siehe hierzu Kapitel 4.15.

Chronische Lungenerkrankungen

Bei chronischen Lungenerkrankungen bei ansonsten gesunden Personen lassen sich bei einzelnen Patienten ebenfalls leicht erhöhte PCT-Werte nachweisen. So fanden Becker et al. (11) bei starken Rauchern und Patienten mit chronisch obstruktiver Bronchitis leicht erhöhtes PCT. Die Konzentrationen liegen aber nur marginal über den Werten eines gesunden Normkollektivs. Chronische Inflammation und bakterielle Superinfektionen bei einer verschlechterten Clearance der Lunge durch Zigarettenrauch oder die chronisch obstruktive Bronchitis können eine Erklärung für diesen Befund geben, aber auch die Hyperplasie neuroendokriner Zellen, die unter Zigarettenrauch beschrieben wurde (160). Auch als Spätfolge nach Inhalationstrauma finden sich leicht erhöhte Werte von PCT (118).

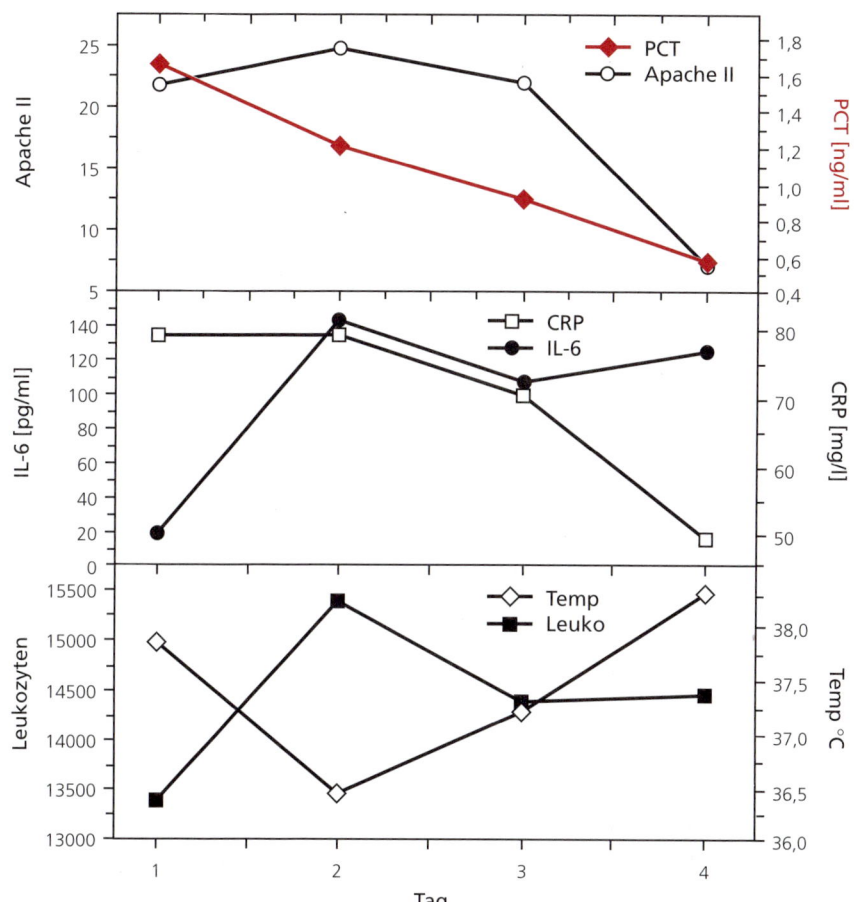

Abbildung 4.8.1

Falldarstellung: Komplikationsloser Verlauf nach bronchoskopisch gesicherter massiver Aspiration. Unter antibiotischer Therapie fallen die PCT-Werte entsprechend der klinischen Besserung rasch ab (T. Palmaers, M. Meisner).

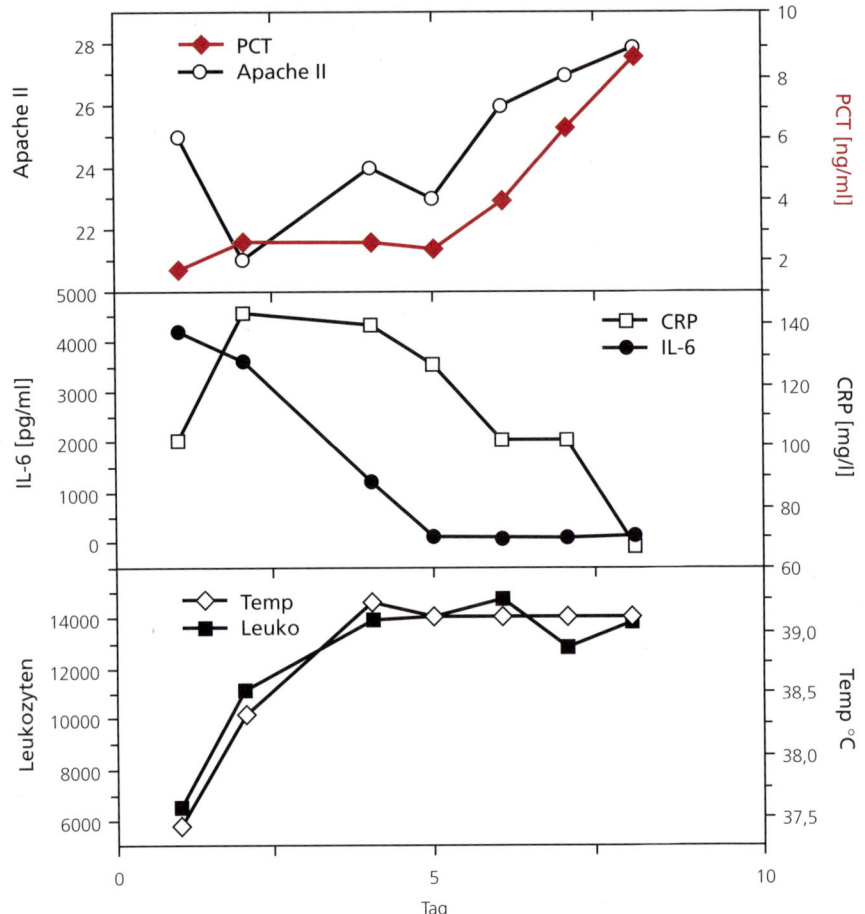

Abbildung 4.8.2

Falldarstellung: 17-jähriger Patient mit fulminant verlaufender Aspirationspneumonie und Ausbildung eines ARDS. Klinisch ist eine andauernde Verschlechterung der
pulmonalen Situation zu verzeichnen. Die initial nur leicht erhöhten PCT-Werte steigen
ab dem 6. Tag der Erkrankung rasch an. Aufgrund der zunehmenden Symptomatik
wird der Patient am 8. Tag zur extrakorporalen Oxygenierung verlegt (T. Palmaers,
M. Meisner).

4.9 Autoimmunerkrankungen, chronisch-nichtbakterielle Inflammation und Malignome

Chronische, nicht-bakterielle entzündliche Erkrankungen induzieren kein PCT. Auch Autoimmunerkrankungen und Systemerkrankungen mit zum Teil starker entzündlicher Komponente, wie Vaskulitiden oder der systemische Lupus erythematodes führen in der Regel nicht zu erhöhten PCT-Plasmaspiegeln. Auch andere nicht-infektiöse Erkrankungen und Tumorerkrankungen induzieren kein PCT.

Autoimmunerkrankungen und Systemerkrankungen

So untersuchten Eberhard et al. (50) 53 Patienten mit Autoimmunerkrankungen. 18 dieser Patienten hatten einen systemischen Lupus erythematodes, 35 Patienten eine systemische antizytoplasmatische Antikörper-assoziierte Vaskulitis (M. Wegener und mikroskopische Polyangitis). Bei 99 % der von diesen Patienten untersuchten Plasmaproben war PCT geringer als 0,5 ng/ml, wogegen die Werte von Neopterin, IL-6 und CRP bei Patienten mit aktiver Grunderkrankung im pathologischen Bereich erhöht waren (Abb. 4.9.1). Bei 11 Patienten wurden Infektionen beobachtet, die PCT-Werte betrugen hier 1,93 ± 1,19 ng/ml im Mittel (Abb. 4.9.2).

Eine weitere Arbeitsgruppe (Stroehmann et al.) berichtet über PCT-Werte bei 83 Patienten mit verschiedenen entzündlichen rheumatischen Erkrankungen, darunter Patienten mit reaktiver Arthritis, systemischem Lupus erythematodes, Sklerodermie, Myositis, Vaskulitis und Fibromyalgie. Obwohl viele der Patienten eine hochaktive Erkrankung aufwiesen mit deutlich entzündlicher Symptomatik und erhöhten proinflammatorischen Zytokinen, lagen doch die PCT-Plasmakonzentrationen im Normbereich. Zu dem gleichen Ergebnis kommt eine Untersuchung von Schwenger et al. bei 25 Patienten mit systemischem Lupus erythematodes und 27 Patienten mit rheumatoider Arthritis (151).

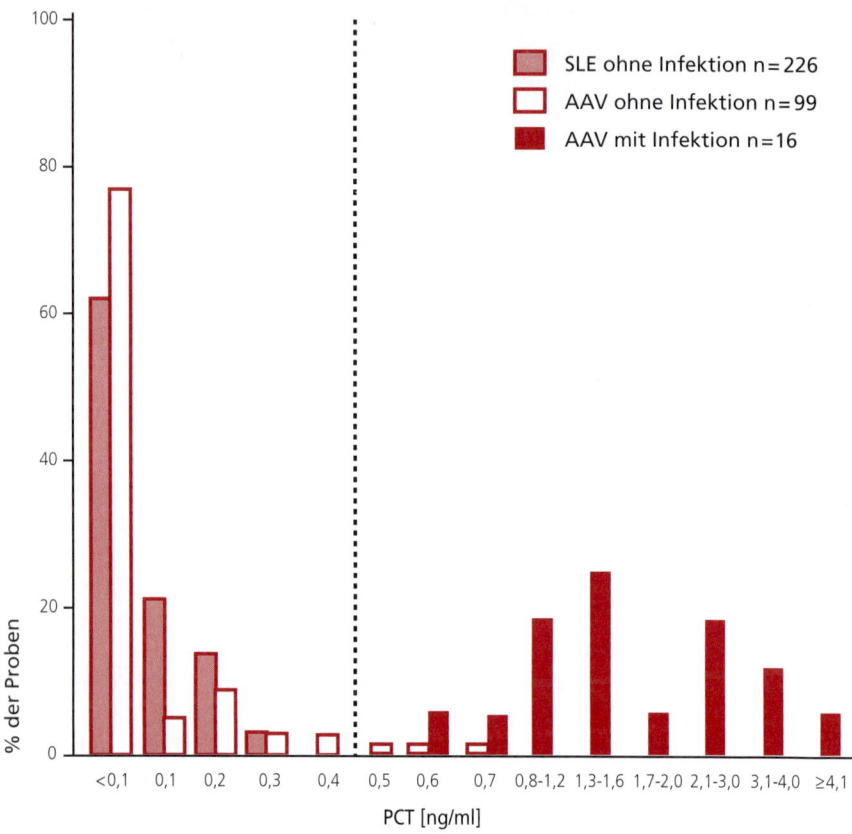

Abbildung 4.9.1

Verteilung der Mittelwerte von PCT-Serumproben von Patienten mit systemischem Lupus erythematodes (SLE, 18 Patienten, alle ohne Infektion) und mit antineutrophilen Antikörpern assoziierter Vaskulitis (AAV, 35 Patienten) mit und ohne bakterielle Infektion (systemische Infektion, 16 Patienten). Die Werte wurden in der Frühphase der Infektion bestimmt. Die unterbrochene Linie kennzeichnet den Normalbereich von PCT (50).

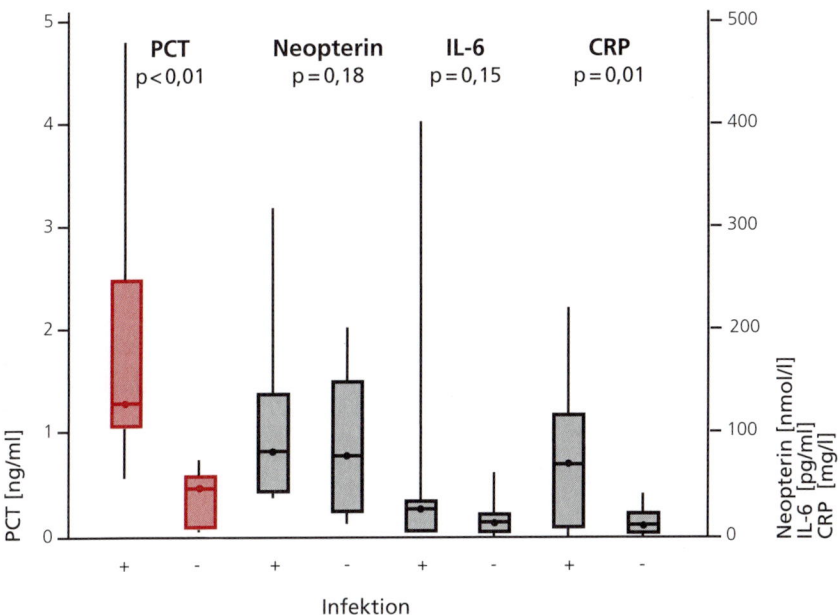

Abbildung 4.9.2

Serum-Konzentrationen von PCT, Neopterin, IL-6 und CRP von 11 Patienten mit Anti-körper-assoziierter Vaskulitis während 16 Episoden systemischer Infektion im Vergleich zum infektionsfreien Intervall 4-6 Wochen vor oder nach der entsprechenden Therapie (p, Wilcoxon-Test) (50).

Bei aktiver Wegener'scher Granulomatose können in Einzelfällen gering erhöhte PCT-Werte gemessen werden. So liegen 95 % der PCT-Werte unter einem Bereich von 0,89 ng/ml, wenn keine Infektion vorliegt (151). Moosig et al. (115) berichtet von 3 von 26 Patienten, die bei dieser Erkrankung einen PCT-Wert oberhalb des üblichen Normalbereichs von 0,5 ng/ml hatten. Diese drei Patienten hatten Werte im Bereich von 0,8 bis 3,3 ng/ml. Schwenger et al. (151) empfiehlt daher PCT-Werte < 1,0 ng/ml als „Cut-off" für die Diagnose invasiver Infektionen bei dieser Erkrankung.

Andere nicht-infektiöse Erkrankungen

Angioödem

Von einem Patienten mit Angioödem wurden ebenfalls normale PCT-Werte berichtet (39).

Adrenocorticale Insuffizienz

Der Ausfall der adrenocorticalen Funktion kann mit Symptomen einhergehen, die denen einer Sepsis ähnlich sind. In einem solchen Fall konnte die ursprünglich gestellte Diagnose eines septischen Schocks bei nicht meßbaren PCT-Konzentrationen in Frage gestellt und die Diagnose eines adrenocorticalen Versagens gesichert werden (75).

Rektocolitis

C. Bohoun (27) untersuchte 17 Patienten mit Rektocolitis. Alle Patienten wiesen PCT-Werte von unter 1 ng/ml auf. Drei Patienten mit Werten zwischen 0,5 ng/ml und 1 ng/ml hatten eine Leukozytose und leichtes Fieber. Erhöhte Werte an PCT bei Erkankungen des nicht-bakteriell bedingten entzündlichen Formenkreises signalisieren daher in den meisten Fällen eine bakterielle Infektion oder eine zusätzliche infektiöse fieberhafte Erkrankung, nicht aber einen akuten Schub der Autoimmunerkrankung.

Neoplasien und Malignome

Patienten mit Neoplasien oder Malignomen haben ebenfalls normale oder allenfalls geringfügig erhöhte PCT-Werte. Lediglich bei zusätzlichen Infektionen und einer systemisch wirksamen Entzündung findet sich erhöhtes PCT.

Bohoun et al. (27) berichtete von 30 Patienten mit Myelom und Morbus Waldenström. 24 dieser Patienten hatten Werte unter 0,1 ng/ml, 6 Werte lagen zwischen 0,1 ng und 1ng/ml. Von 37 Patienten mit Prostatakarzinom hatten 35 normale PCT-Werte. 2 Patienten mit schweren Urogenitalinfektionen wiesen erhöhtes PCT auf. Brunkhorst et al. (F. M. Brunkhorst, persönliche Mitteilung) untersuchte 10 Patienten mit unterschiedlichen Malignomen, darunter Patienten mit Bronchialkarzinom und Lymphomen und fand ebenfalls nur gering erhöhte PCT-Werte trotz deutlich erhöhten Neopterins.

Ausnahmen: erhöhte PCT-Werte bei speziellen nicht-bakteriellen Erkrankungen

Tumorerkrankungen

Einzelne Tumoren können selbst calcitoninähnliche Peptide und Calcitonin-Vorläuferproteine synthetisieren. Dies ist für die folgenden drei Tumorarten bekannt: Beim medullären C-Zell-Karzinom der Schilddrüse (MCT) können im Serum sowohl erhöhte PCT-Werte als auch erhöhte Calcitoninwerte auftreten (20, 71, 154). Ebenso kann beim kleinzelligen Lungenkarzinom und beim Bronchial-Karzinoid eine erhöhte Immunreaktivität an PCT, Calcitonin-Vorläufermolekülen und Calcitonin im Serum gemessen werden (10, 12, 13, 23, 24, 121).

COPD und chronische Bronchitis

Bei Patienten mit einer chronisch-obstruktiven Lungenerkrankung, chronischer Bronchitis, oder aber als Spätfolge eines Inhalationstrauma konnten minimal erhöhte Konzentrationen an Calcitonin-Vorläufermolekülen nachgewiesen werden (14, 19, 118).

Portale Hypertension, Leberzirrhose Stadium Child C

Bei portaler Hypertension, insbesondere bei dekompensierter portaler Hypertension, fanden sich erhöhte PCT-Werte (F. M. Brunkhorst, persönliche Mitteilung). Die Ätiologie der Erkrankung ist dabei ohne Bedeutung. Als Ursache für dieses Phänomen ist möglicherweise eine erhöhte bakterielle Translokation und Endotoxinfreisetzung aus dem Intestinum durch die portalvenöse Stauung zu vermuten. Ebenso hatten Patienten mit einer schweren Leberzirrhose (Stadium Child C, nicht aber Stadium Child A oder B) signifikant erhöhte PCT-Werte.

Peritonealdialyse

Auch bei Patienten mit Peritonealdialyse wurden erhöhte basale PCT-Spiegel beobachtet.

4.10 PCT in der Differentialdiagnose viraler und bakterieller Erkrankungen

Bei Erkrankungen, die ausschließlich durch virale Erreger verursacht werden, reagiert der Organismus mit keinem oder nur einem geringen Anstieg von PCT. Der Parameter kann daher zur Differentialdiagnostik zwischen viralen und bakteriellen Infektionen eingesetzt werden, sofern die Symptome einer systemischen Inflammation auftreten. Die Differentialdignostik ist dort von Bedeutung, wo eine rasche Entscheidung zwischen einer bakteriellen und nicht-bakteriellen Ursache der Infektion therapeutische Konsequenzen hat. So konnten Gendrel et al. (61) bei Kindern mit Meningitis signifikante Unterschiede der PCT-Konzentrationen bei einer viralen gegenüber einer bakteriellen Ätiologie feststellen. PCT kann hier als früher und sensitiver Indikator einer bakteriell verursachten Meningitis dienen (siehe Kapitel 4.16) (26, 60, 62). Die Differentialdiagnostik viraler und bakterieller Infektionen ist auch bei immungeschwächten oder immunsupprimierten Patienten von Bedeutung, so in der Transplantationsmedizin, bei neutropenischen Patienten und nach Chemotherapie.

Differentialdiagnose von viraler und bakterieller Meningitis

Bei Kindern und Kleinkindern treten bei einer akuten bakteriellen Meningitis stark erhöhte PCT-Plasmaspiegel auf, nicht jedoch bei viraler Meningitis (61). Der Parameter kann so die Diagnose einer bakteriellen Meningitis gegenüber einer viralen Meningitis rasch unterstützen. Ein Vergleich der PCT-Werte mit anderen Parametern der Inflammation bei Meningitis ist in Kapitel 4.16 dargestellt.

Die HIV-Infektion (AIDS)

Auch bei HIV-positiven Patienten wurden selbst in fortgeschrittenen Stadien keine erhöhten PCT-Werte festgestellt (3, 63). Bei Sepsis kommt es dagegen zur Induktion von PCT auch bei HIV-Infektionen. Sekundärinfektionen in Form von Pneumocystis carinii-Pneumonie (PCP), cerebraler Toxoplasmose, Tuberkulose, viralen Infektionen oder lokalen bakteriellen oder Pilzinfektionen führen zu keiner Erhöhung der PCT-Werte bei HIV-infizierten Patienten, sofern es sich um organbezogene oder lokale Infektionen ohne systemische Inflammation handelt (63).

Hepatitis B, CMV

Auch bei akuter Hepatitis B (F. M. Brunkhorst, persönliche Mitteilung) und CMV-Infektionen finden sich keine erhöhten Konzentrationen von PCT, oder Werte, die nur knapp über dem Normalbereich liegen.

4.11 Pilzinfektionen: Candidiasis und Aspergillose

Bei systemischen Pilzinfektionen (Candidiasis, Aspergillose) wurde wiederholt von erhöhten PCT-Werten berichtet (64, 88, 156, 158). Es gibt jedoch auch Hinweise dafür, daß bei diesen Infektionen eine Induktion von PCT ausbleiben kann. So sind Fallbeschreibungen von vier Patienten mit Aspergillose und Candidiasis bekannt, bei denen nur eine schwache Induktion von PCT beobachtet wurde (8, 79). In diesen Fällen wurde jedoch der Schweregrad der systemischen Inflammation nicht ausreichend dargestellt. Es kann daher nicht ausgeschlossen werden, daß das Ausbleiben der Induktion von PCT durch eine fehlende systemische Inflammation bedingt ist. Nur in einem der Fälle wurde von C. albicans-positiven Blutkulturen in klinischem Zusammenhang mit einer Sepsis berichtet, ohne daß es zu einer entsprechenden Induktion von PCT gekommen war.

Unterschiedliche Beobachtungen erfordern weitere Studien

Weitere Beobachtungen sind daher erforderlich, um eine Induktion von PCT durch Pilzinfektionen nachzuweisen oder auszuschließen. Aufgrund dieser Daten kann die Induktion von PCT durch Pilzerkrankungen gegenwärtig nicht als gesichert gelten. Möglicherweise beruht die in vielen Fällen beobachtete Induktion von PCT bei Candidiasis und Aspergillose auf sekundären Effekten, beispielsweise einer Induktion durch bakterielle Translokation oder eine begleitende Sepsis.

4.12   Tropenkrankheiten und Malaria

Sowohl unkomplizierte als auch schwere Formen der Malaria können erhöhte PCT-Spiegel aufweisen. Die höchsten Werte werden bei schweren Verlaufsformen gemessen. Im Verlauf der Therapie fallen die Serumkonzentrationen innerhalb weniger Tage rasch ab. Diese zunächst von Davis et al. (47, 48) gemachten Beobachtungen wurden durch eine weitere Studie von Al-Nawas und Shah bestätigt (4). 38 Patienten mit Verdacht auf Malaria wiesen bei nachgewiesener Infektion PCT-Werte von 5,3 ng/ml im Mittel auf (Standardfehler des Mittelwerts (SEM) 1,56, n = 17). Patienten, bei denen eine Malaria-Infektion nicht bestätigt wurde, hatten am Tag der Aufnahme dagegen Werte von 0,43 ng/ml PCT im Mittel (SEM 0,64, n = 21). Die Autoren errechnen für PCT bei einem „cut-off"-Wert von 2 ng/ml eine Sensitivität von 52 % und eine Spezifität von 86 % für die Diagnose einer Malaria-Erkrankung. Die PCT-Plasmaspiegel korrelieren mit der initialen Parasitendichte, die ein Marker für die Schwere der Erkrankung darstellt (78). Bei den Untersuchungen von Davis et al. (47) korrelierte PCT mit den Serum-Bilirubinspiegeln als Zeichen der Leberschädigung.

Der Induktionsmechanismus bei Malaria ist unbekannt

Selbstverständlich ist PCT kein spezifisches Diagnostikum zum Nachweis von Plasmodien. Möglicherweise spiegeln die erhöhten Plasmawerte von PCT die starke systemische inflammatorische Reaktion bei einer Malariainfektion wider. PCT kann in keinem Fall spezifische Untersuchungen, beispielsweise die mikroskopischen Untersuchungen am hängenden Tropfen ersetzen. Auch darf aufgrund niedriger PCT-Werte eine Therapie keinesfalls unterbleiben.

Andere Tropenkrankheiten: Die Melioidose

Eine andere Tropenkrankheit, bei der extrem hohe PCT-Werte gemessen wurden, ist die Melioidose (152). Die Ergebnisse überraschen nicht, da die Erkrankung durch ein Bakterium der Pseudomonasgruppe, Burkholderia pseudomallei, verursacht wird und ohne rechtzeitige Therapie oft fulminant und tödlich verlaufen kann. Die Symptomatik ist nicht immer eindeutig und reicht von leichten chronischen Beschwerden, gastrointestinalen Symptomen und plötzlichem Fieber bis zur Sepsis, Pneumonie und Abszeßbildung. Die frühzeitige antibiotische Therapie ist hier lebenswichtig. Die Melioidose ist in Südostasien und Nordaustralien endemisch. Bei der Melioidose konnte ebenfalls eine gute Korrelation der Serum-PCT-Werte zum Schweregrad der Erkrankung festgestellt werden (152). Auch für diese Erkrankung gilt, daß PCT kein spezifisches Diagnostikum ist, sondern ein Alarmzeichen für eine schwere und möglicherweise lebensbedrohliche Komplikation der Infektion durch eine systemische Inflammation. Unabhängig von PCT muß die spezifische Therapie in jedem Fall, wie bei der Malaria, mit der ersten Verdachtsdiagnose einsetzen, sobald diese klinisch oder durch Laboruntersuchungen gestellt wurde.

4.13   Immunsuppression und Leukopenie

Patienten mit einem geschwächten Immunsystem sind durch Infektionen besonders gefährdet. Eine Immunschwäche kann iatrogen durch Immunsuppressiva, nach Transplantationen, durch Chemotherapie oder Bestrahlungen induziert werden, oder aber bei malignen oder viralen Erkrankungen vorliegen, insbesondere bei Infektionen durch HIV. Patienten mit einem geschwächten Immunsystem haben ein erhöhtes Risiko für Infektionen. Sie können von einer Bestimmung von PCT besonders profitieren. Es ist daher wichtig zu wissen, daß PCT auch unter Immunsuppression und bei Leukopenie gebildet wird.

Transplantation: Immunsuppressiva, Cortikosteroide

Nach Organtransplantationen kommen regelmäßig Immunsuppressiva und Corticosteroide zum Einsatz. Dennoch reagiert PCT auch unter dieser Medikation unverändert auf entsprechende bakterielle Infektionen. So wird von mehreren Autoren übereinstimmend von einer unverminderten Stimulation von PCT bei systemischen Infektionen auch nach Leber-, Herz-, oder Nierentransplantationen, aber auch nach allogener und autologer Stammzelltransplantation berichtet (52, 56, 57, 72, 89, 93, 155, 158, 170).

Unter hochdosierter Steroidtherapie wird eine unveränderte Induktion von PCT und TNF-α beobachtet, die Synthese von IL-6 ist hier jedoch deutlich supprimiert (72, 155, 158).

Leukopenie

Nach den Untersuchungen von Al-Nawas (3) zu PCT an 122 Patienten mit Immundefizienz verschiedener Ursache läßt sich bei diesen Patienten im Vergleich zu nicht-immunsupprimierten Patienten zu Beginn einer Infektion (Tag 0 bis 2) kein Unterschied in den PCT-Werten beobachten. Im weiteren Verlauf (Tag 3 bis 5) war PCT bei Patienten mit einem gestörten Immunsystem oder bei Neutropenie signifikant niedriger als bei einem septischen Kontrollkollektiv mit kompetentem Immunsystem. Bei immunsupprimierten Patienten wurde in dieser Zeit nahezu der Normalbereich erreicht (p = 0,02). Nimmt man die Leukozytenzahlen als Kriterium der Immunsuppression, ergibt sich ein ähnliches Bild. Patienten mit Leukozytenzahlen unter 4,5 /nl hatten am 1. und 2. Tag nach Auftreten des induzierenden Ereignisses vergleichbare PCT-Plasmaspiegel wie Patienten mit normalen Leukozytenwerten. Nach dem 2. Tag waren dagegen bei leukopenischen Patienten die Werte deutlich niedriger. In diesem Fall wird jedoch das Signifikanzniveau nicht erreicht. Allerdings lagen in dieser Untersuchung sehr unterschiedliche Grunderkrankungen als Ursache für die Immundefizienz vor: 20 Patienten hatten eine HIV-Infektion, 13 Patienten hatten eine akute myeloblastische oder lymphoblastische Leukämie, 7 Patienten eine Nieren- oder Lebertransplantation, sowie 15 weitere Patienten hatten andere maligne Erkrankungen des hämatopoietischen Systems.

Untersuchungen anderer Autoren zeigen, daß neutropenische Patienten bei Fieber und Infektionen PCT in gleicher Weise wie nicht-neutropenische Patienten induzieren.

Nach den Untersuchungen von Kou (86) hatten febrile neutropenische Patienten (n = 25) vergleichbare PCT-Werte wie febrile, nicht-neutropenische Patienten (n = 15) bei hämatologischen malignen Grunderkrankungen. Auch hier liegen die Werte bei nichtneutropenischen Patienten geringfügig, jedoch nicht signifikant höher als bei neutropenischen Patienten.

Bei Kindern mit Neutropenie bei malignen Grunderkrankungen wurde von Fleischhack et al. (56, 57) ebenfalls eine deutliche Induktion von PCT bei systemischen Infektionen beobachtet, insbesondere bei gram-negativer Bakteriämie (Tabelle 4.13.1). Die Autoren schließen auf eine unveränderte PCT-Induktion auch bei diesem Patientenkollektiv.

Tabelle 4.13.1

Diagnostische Sicherheit von PCT und CRP bei neutropenischen Patienten für die Diagnose einer gramnegativen Bakteriämie, die zum Zeitpunkt der Aufnahme bestand (57).

	PCT	CRP
Positiver Vorhersagewert	100 %	0 %
Negativer Vorhersagewert	94,9 %	92,2 %
Spezifität	100 %	100 %
Sensitivität	45,4 %	0 %

Ausführliche Daten zur Induktion von PCT bei zytostatika-induzierter Neutropenie hat Lestin et al. (93) veröffentlicht. Die Untersuchungen wurden an 112 Patienten mit hämatologischen Erkrankungen durchgeführt. In Phasen mit Neutropenie und Fieber stiegen bei nachgewiesener Infektion die PCT-Werte signifikant an, während bei Patienten mit maligner hämatologischer Erkrankung ohne Fieber und Infektion die Werte im Normalbereich lagen. PCT hatte bei neutropenischen Patienten mit hohem Fieber im Vergleich zu anderen Parametern (CRP, IL-6, IL-1, Neopterin, D-Dimere) die sehr hohe Sensitivität von 77 % und Spezifität von 96 % für die Diagnose einer systemischen Infektion.

HIV

Infolge der HIV-Infektion kommt es bekanntlich zu einer zunehmenden Schädigung des Immunsystems (AIDS). Während durch die HIV-Infektion selbst kein PCT induziert wird, hat die Immunschwäche offenbar keinen meßbaren Einfluß auf die Induktion von PCT infolge schwerer bakterieller Infektionen (3, 63). Patienten mit HIV-Infektionen und Septikämie hatten hohe PCT-Konzentrationen, bei verschiedenen lokalisierten Infektionen lagen dagegen die Werte unter 2,1 ng/ml. Der Mittelwert von PCT lag bei klinisch stabilen Patienten aller Kategorien der CDC-Klassifikation (PCT 0,5 ± 0,37 ng/ml) nur geringfügig, jedoch nicht signifikant über den Werten einer Normalpopulation (63).

Tumorerkrankungen

Auch Tumorerkrankungen können das Immunsystem beeinflussen. Dies betrifft insbesondere maligne hämatologische Erkrankungen. Auch bei diesen Patienten wird die Synthese von PCT bei entsprechenden infektiösen Komplikationen durch die Grunderkrankung nicht negativ beeinflußt (56, 57, 93, 170). Auch nach myeloablativer Therapie und unter Chemotherapie zur Zytoreduktion ist eine PCT-Synthese möglich. Bei soliden Tumoren ist zu beachten, daß einzelne Arten von Tumoren paraneoplastisch PCT und Calcitonin-Vorläuferproteine bilden können (siehe Kapitel 4.9).

4.14   Hämatologie und Onkologie

Bei verschiedenen malignen Erkrankungen kann durch eine Chemotherapie oder Bestrahlung eine Regression des Tumorgewebes
erreicht werden. Die Zytoreduktion durch verschiedene Zytostatika-
Kombinationen ist dabei die Therapie der Wahl. Die zytoreduktive
Therapie bewirkt aufgrund der hohen Proliferation immunkompe-
tenter Zellen eine Immundefizienz als unerwünschte Nebenwir-
kung. Diese kann aber auch Hauptwirkung sein, etwa bei der Knochenmarkstransplantation. Die Immundefizienz geht in aller Regel
mit einer Neutropenie einher. Sie ist mit einem hohen Risiko für
Infektionen verbunden. Die sofortige Therapie bakterieller Infektionen mit einem Antibiotikum bestimmt die Prognose dieser
Patienten wesentlich (93). Neutropenischen Patienten fehlen
jedoch häufig charakteristische Zeichen einer Infektion: Leukozytose, Linksverschiebung und lokale Entzündungszeichen sind
meist nur schwach ausgeprägt. Spezielle Parameter wie Fieber oder
das C-reaktive Protein als Entzündungsmarker haben eine unzureichende Spezifität.

PCT-Induktion auch unter Immunsuppression und Neutropenie

PCT zeigt sowohl bei immunsupprimierten als auch bei neutropenischen Patienten ein ähnliches Verhalten wie bei Patienten ohne
Immunsuppression (siehe Kapitel 4.13). Auch unter Neutropenie
kommt es bei septischen Komplikationen zur Induktion von PCT.

Chemotherapie bei malignen hämatologischen Erkrankungen

Lestin et al. (93) hat umfangreiche Daten zu PCT bei Patienten mit
hämatologischen Erkrankungen und zytostatikainduzierter Neutropenie gewonnen. Bei 112 Patienten wurden im Verlauf der Chemotherapie neben PCT und klinischen Daten eine Reihe von Faktoren erfaßt. Die PCT-Werte vor Chemotherapie lagen bei Patienten ohne Fieber und Infektionszeichen im Normalbereich (Median

0,1 ng/ml). Auch bei Patienten mit zytostatikainduzierter Neutropenie ohne Fieber und Infektionszeichen unterschied sich PCT nicht vom bekannten Referenzbereich von 0,5 ng/ml, die Werte lagen jedoch innerhalb dieses Referenzbereiches signifikant höher als bei einem Kontrollkollektiv.

Fieber und Neutropenie: Erhöhte PCT-Werte bei systemischer Infektion

Bei Patienten mit Neutropenie und Fieber war PCT bei nachgewiesener Infektion signifikant erhöht, sofern eine systemische Inflammation vorlag, während bei lokal begrenzten Infektionen oder bei Fieber unbekannter Ursache (FUO) kein signifikanter Anstieg beobachtet wurde (93). Wird die Höhe der induzierten PCT-Werte in Abhängigkeit von den Erregern dargestellt, finden sich insbesondere bei gramnegativen Erregern vergleichsweise hohe PCT-Werte, während die Induktion von PCT bei Pilzinfektionen sehr gering ist oder ausbleibt (Tabelle 4.14.1).

Bei Durchführung einer Multivarianzanalyse zeigte sich für PCT im Vergleich zu anderen Parametern eine sehr hohe Spezifität bei etwas geringerer Sensitivität (Tab. 4.14.2). Durch die Kombination eines Entzündungsmarkers mit hoher Sensitivität (CRP oder Neopterin) mit einem Marker mit hoher Spezifität (PCT) konnte eine über 90-prozentig richtige Zuordnung der Patienten zur Gruppe der Infektionen oder deren Ausschluß und damit der indirekte Nachweis einer unspezifischen, beispielsweise tumorbedingten Entzündungsreaktion erreicht werden (93).

Auch bei den Untersuchungen von Fleischhack et al. (56, 57) hatten Kinder mit Neutropenie nach Chemotherapie insbesondere bei gramnegativer Bakteriämie signifkant erhöhte PCT-Werte.

Tabelle 4.14.1

Procalcitonin bei Patienten mit Neutropenie und Fieber < 38 °C (nach 93). Die Induktion von PCT ist bei lokalen Infektionen und Pilzinfektionen sehr gering. Bei systemischen Infektionen mit gramnegativen und grampositiven Erregern erfolgt dagegen eine signifikante Induktion. FUO = Fieber unbekannter Ursache.

PCT [ng/ml]	Pilze	grampositive Bakterien	gramnegative Bakterien
Median	0,6	1,1	10,7
Mittelwert	1,4	6,2	21,1
SD	2,2	12,1	26,9
Anzahl	6	7	3

	FUO	lokale Infektion	SIRS/Sepsis
Median	0,4	0,8	2,4
Mittelwert	0,6	8,9	3,7
SD	0,6	16,9	0,4
Anzahl	8	10	6

Tabelle 4.14.2

Diagnostische Kennziffern ausgewählter Zytokine und Hämostaseparameter bei malignen hämatologischen Erkrankungen (Patienten mit Neutropenie und Fieber). ppV, positiver Vorhersagewert; npV, negativer Vorhersagewert (nach 93).

Parameter	Cut-off	Sensitivität	Spezifität	ppV	npV
PCT (ng/ml)	0,5	0,77	0,96	0,91	0,89
IL-6 (pg/ml)	50	0,73	0,83	0,67	0,86
CRP (mg/l)	5	1	0,12	0,37	1
IL-1 (pg/ml)	40	0,17	1	1	0,75
Neopterin (nmol/l)	10	0,92	0,57	0,5	0,93
D-Dimere Fibrinäquival./ml	120	0,82	0,83	0,69	0,9

Knochenmarkstransplantation

Patienten unter hochdosierter Chemotherapie oder Ganzkörper-bestrahlung zum Zwecke der anti-neoplastischen Therapie oder zur Immunsuppression haben schwere Defekte der Immunabwehr. Neben dem immunsuppressiven Effekt werden auch die epithelia-len Barrieren der Schleimhäute und des Magen-Darm-Trakts geschädigt. Die schwere Neutropenie ist ein weiterer Grund für die erhöhte Gefährdung durch Infektionen. Eine genaue infektiologi-sche Überwachung ist daher neben der Expositionsprophylaxe bei diesen Patienten unverzichtbar. Auch kann eine Graft-versus-host-Reaktion in gewissen Fällen nur sehr schwer von einer Endoto-xinämie zu unterscheiden sein. Angesichts des diagnostischen Pro-fils von PCT ist es jedoch naheliegend, Indikationen und diagno-stische Möglichkeiten dieses Parameters bei schweren Immun-defekten oder hämatopoietischer Stammzelltransplantation (HSCT) weiter zu überprüfen.

Bei Knochenmarkstransplantation konnte auch in der neutropeni-schen Phase nach HSCT bei 4 von 19 Patienten eine deutliche Induktion von PCT nachgewiesen werden (autologe HSCT) (170). Die Werte betrugen dabei 16 bis 59 ng/ml PCT. Zwei dieser Pa-tienten hatten einen septischen Schock. Bei allogener HSCT hat-ten 8 von 30 Patienten erhöhte PCT-Werte bei septischem Schock. Dabei wurden Werte bis zu 226 ng/ml beobachtet. Diese Unter-suchungen zeigen, daß PCT auch nach einer nahezu kompletten Zerstörung des hämatopoietischen Systems gebildet werden kann. In welchem Ausmaß hier eine unspezifische Erhöhung von PCT erfolgt, und wie hoch die Sensitivität und Spezifität des Anspre-chens von PCT auf entsprechende Infektionen ist, muß in weite-ren Untersuchungen geklärt werden.

4.15   Verbrennungen und Inhalationstrauma

Bereits frühzeitig in der Geschichte der Erforschung von Prekursor-Molekülen von Calcitonin war bekannt, daß immunreaktives Calcitonin, darunter PCT, nach Verbrennungen mit einem Inhalationstrauma bereits wenige Stunden nach dem Ereignis deutlich ansteigt (124). Dabei waren initial hohe Werte mit einer erhöhten Letalität korreliert. Besonders hoch war die Korrelation zu frühzeitigen Todesfällen, aber auch zum Inhalationstrauma. Durch HPLC-Analyse konnten die Autoren feststellen, daß es sich bei dem gemessenen Calcitonin nicht nur um das Hormon Calcitonin handelte, sondern im wesentlichen um Vorläufermoleküle von Calcitonin und Bruchstücke davon, also auch um Procalcitonin (119). Ein Zusammenhang mit bakteriellen Infektionen, wie von Assicot et al. 1993 beschrieben (7), wird jedoch nicht erwähnt. Die Autoren vermuteten als Herkunft der Calcitoninmoleküle neuroendokrine Zellen der Lunge des Bronchialepithels (19), für die eine Hyperplasie und Freisetzung von Calcitonin-Vorläuferproteinen durch Zigarettenrauch bekannt ist (160).

Korrelation zur Mortalität und Ausmaß der Verbrennung

Eine Folgestudie, in der statt immunreaktivem Calcitonin nun PCT bei Patienten mit Verbrennungen bestimmt wurde, versuchte die 1992 von O´Neill et al. (124) anhand von immunreaktivem Calcitonin gewonnenen Resultate zu bestätigen (Carsin et al. (43)). Diese Untersuchung bringt eine Reihe interessanter Ergebnisse. Tatsächlich ist PCT und auch IL-6 zum Zeitpunkt der Aufnahme des Patienten ein prognostischer Faktor der Mortalität. PCT beträgt bei Überlebenden 3,4 ng/ml im Median (0,75-18,7 ng/ml 25/75 Percentile, n = 21), bei letalem Verlauf 7,0 ng/ml (25/75 Percentile 2,1-44,1 ng/ml, n = 11). Zuverlässiger für die Prognose ist jedoch weiterhin der klinische UBS („Unit burn standard" = Prozent verbrannte Körperoberfläche + 3-mal drittgradig verbrannte Körperoberfläche). PCT war bei dieser Untersuchung nicht mit dem Inhalationstrauma korreliert, wohl aber mit dem Ausmaß schwerer Verbrennungen (> 30 % der Körperoberfläche).

Nach den Untersuchungen von D. von Heimburg et al. (163, 164) korrelierten bei Verbrennungen die im Verlauf gemessenen PCT-Spitzenwerte mit dem Ausmaß der verletzten Areale (TBSA), nicht jedoch die initialen PCT-Werte (r = 0,73, p < 0,05, n = 27) (164). Auch hier waren bereits bei der stationären Aufnahme die PCT-Plasmaspiegel erhöht. Im Mittel betrugen die Werte 2,1 ng/ml PCT bei einer verbrannten Körperoberfläche von 51 %.

Frühe Induktion von PCT bei Verbrennungen

Bei Verbrennungen kommt es sehr frühzeitig, d.h. innerhalb von 6 Stunden nach dem initialen Ereignis, zur Induktion von PCT. Zu diesem Zeitpunkt liegen noch keine bakteriellen Infektionen vor, denn eine frische Verbrennung ist steril. Um mögliche Ursachen für die Induktion von PCT bei Verbrennungspatienten zu erfassen, haben Carsin et al. (43) bei ihrer Untersuchung Plasma-Endotoxinspiegel und TNF-α gemessen. Beide Parameter sind initial zu einem Zeitpunkt, an welchem PCT bereits induziert ist, nicht nachweisbar. Endotoxin ist in sehr niedrigen Konzentrationen frühesten 12 Stunden nach der Verbrennung im Plasma nachweisbar (Abb. 4.15.1). Offenbar kann PCT nach Verbrennungen auch durch andere Faktoren als bakterielle Endotoxine, bakterielle Translokation oder TNF-α induziert werden. PCT korreliert dabei mit den Serum-Lactat-Spiegeln, die ein Ausdruck der Gewebeschädigung sind (Hypoxie). Möglicherweise ist PCT bei Brandverletzten daher ein Indikator für das Ausmaß der Gewebeschädigung, da die Spitzenwerte innerhalb der ersten 24 Stunden mit dem UBS-Score korrelieren, ähnlich wie dies für IL-6 bekannt ist, einem weiteren zuverlässigen Marker für den Schweregrad einer Brandverletzung (161).

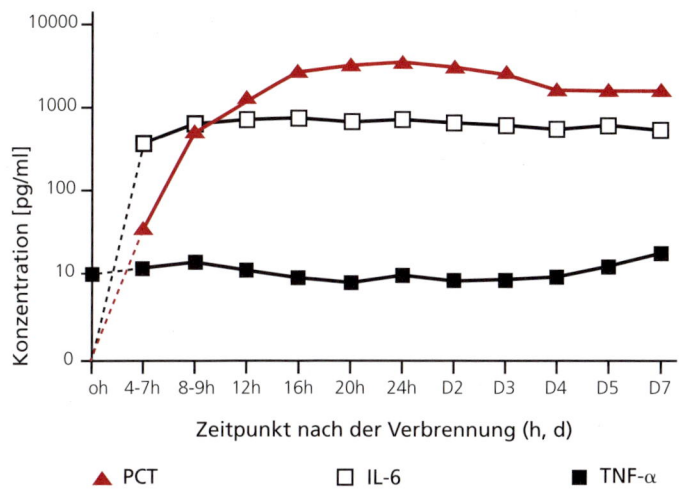

Abbildung 4.15.1

Verlauf der Serumwerte von PCT, IL-6 und TNF-α bei 40 Patienten mit Verbrennungstrauma (Mittelwerte). Endotoxin ist erst 12 Stunden und 16 Stunden nach dem Trauma in signifikanten Konzentrationen nachweisbar (p < 0,05 bzw. 0,001, Konzentrationen 0 bis max. 0,2 EU/ml. 1 EU entspricht 100 pg E.Coli 0111 : B4-1,2 Endotoxin). h, Stunden, d, Tage nach dem Auftreten des Traumas (43).

4.16 Neugeborene und Kleinkinder: Normalbereich, Sepsis, Meningitis

Bei Neugeborenen und Kleinkindern ist die rasche Diagnostik und Therapie systemischer bakterieller Infektionen von essentieller Bedeutung. Da eine spezifische Symptomatik bei den kleinen Patienten oft fehlt, muß die klinische Diagnose durch laborchemische und mikrobielle Befunde gestützt werden. Die Bestimmung von PCT als früher und spezifischer Infektions- und Sepsisparameter hat sich auch bei Neugeborenen und Kleinkindern bewährt.

Im folgenden sind wichtige Themen und Indikationen zur Bestimmung von PCT bei Neugeborenen und Kleinkindern dargestellt.

PCT bei Neugeborenen: Referenzbereich

In den beiden ersten Lebenstagen ist PCT physiologisch erhöht, so daß für Früh- und Neugeborene besondere Referenzbereiche gelten (Tabelle 4.16.1). Die Referenzbereiche für die beiden ersten Lebenstage ändern sich innerhalb weniger Stunden (Abb. 4.16.1) (45). Nach dem dritten Lebenstag gelten die Referenzbereiche wie für Erwachsene.

Tabelle 4.16.1

Der Normalbereich von PCT bei Neugeborenen umfaßt 95 % aller Meßwerte, die bei 83 gesunden Neugeborenen in Abhängigkeit vom Alter (Stunden) untersucht wurden (45).

Normalbereich (umfaßt 95 % aller Meßwerte)			
Alter in Stunden	PCT [ng/ml]	Alter in Stunden	PCT [ng/ml]
0 – 6	2	30 – 36	15
6 – 12	8	36 – 42	8
12 – 18	15	42 – 48	2
18 – 30	21		

Bereits frühzeitig war aufgefallen, daß PCT bei Neugeborenen erhöht sein kann, ohne daß eine Infektion vorliegen muß (26, 114). Chiesa et al. (45) hat daher bei 83 gesunden Neugeborenen die PCT-Konzentrationen gemessen und einen 95 %-Referenzbereich dargestellt (Abb. 4.16.1). Die Werte erreichen am ersten Tag nach der Geburt ihr Maximum und können zwischen 0,1 und 21 ng/ml liegen (Median um 2 ng/ml). Bereits nach 48 Stunden sind die Werte deutlich rückläufig mit einem Referenzbereich von unter 2 ng/ml. Auch Neugeborene mit unspezifischen klinischen Zeichen ohne Hinweis auf eine Infektion unterscheiden sich nicht von der Gruppe der normalen Neugeborenen bezüglich ihrer PCT-Werte.

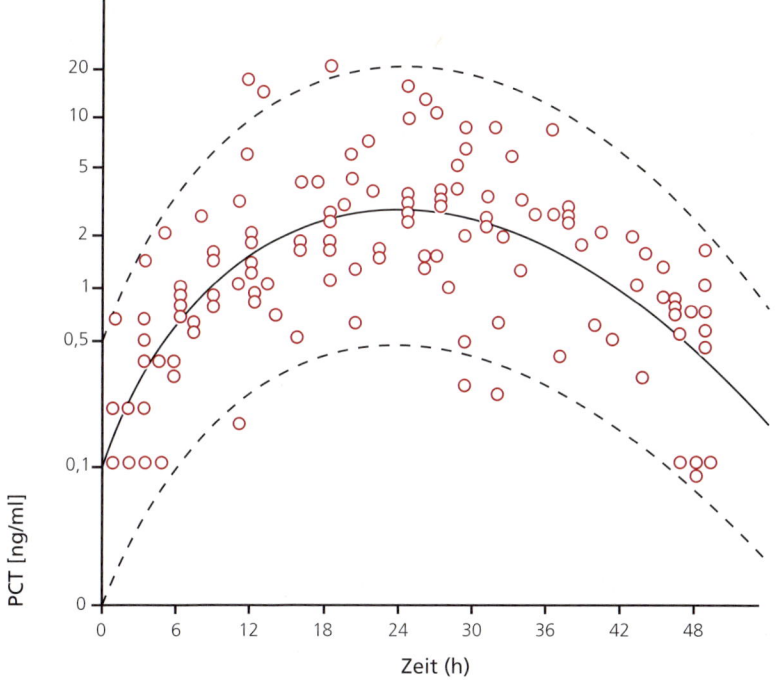

Abbildung 4.16.1

95 %-Referenzbereich von PCT bei gesunden Neugeborenen (n = 83) in den ersten 48 Stunden nach der Geburt. Es sind die einzelnen Meßpunkte dargestellt, die durchgezogene Linie kennzeichnet den geometrischen Mittelwert, die unterbrochenen Linien den 95 %-Referenzbereich (45).

Neugeborenensepsis

PCT ist nach Aussage verschiedener Autoren ein wichtiger Marker für die frühe Diagnostik der Neugeborenensepsis (45, 60, 62, 90, 114). Die diagnostische Sensitivität und Spezifität von PCT in der Diagnose der Neugeborenensepsis beträgt bis zu 100 % (Tabelle 4.16.2) (45). Dabei müssen jedoch in den ersten beiden Lebenstagen die gesonderten Referenzbereiche beachtet werden (Abb. 4.16.1 und 4.16.2). Die PCT-Werte infizierter Neugeborener liegen deutlich über diesem Referenzbereich (Abb. 4.16.2) (45). Dies gilt sowohl bei frühzeitigem Beginn einer Sepsis innerhalb der ersten 48 Stunden nach der Geburt als auch bei späterem Beginn (Alter der Kinder im Mittel 14 Tage): in beiden Fällen lagen die initial bestimmten PCT-Werte signifikant über dem altersspezifischen Referenzbereich.

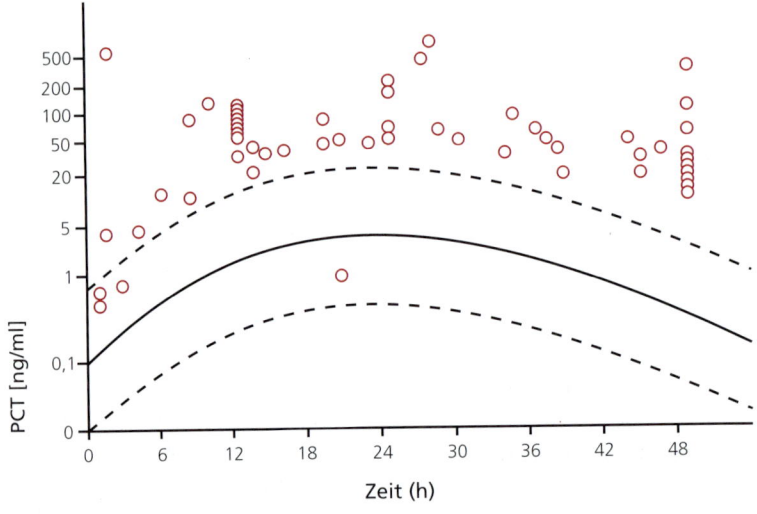

Abbildung 4.16.2

Procalcitoninwerte bei Neugeborenen mit Zeichen der Infektion innerhalb der ersten 48 Stunden nach der Geburt. Es sind die einzelnen Meßpunkte dargestellt, die durchgezogene Linie kennzeichnet den geometrischen Mittelwert, die unterbrochenen Linien den 95 %-Referenzbereich des nicht infizierten Normkollektivs (45).

Tabelle 4.16.2

Diagnostische Sensitivität und Spezifität der PCT-Bestimmung bei Neugeborenensepsis (nach 45).

Lebensalter 0 – 48 Stunden		Lebensalter 3 – 30 Tage	
(early-onset sepsis)		(late-onset sepsis)	
Sensitivität	Spezifität	Sensitivität	Spezifität
92,6 %	97,5 %	100 %	100 %

PCT reagiert dabei auf einen inflammatorischen Stimulus rascher als CRP. Sowohl der Anstieg als auch der Rückgang erhöhter PCT-Werte erfolgt für PCT schneller als bei den entsprechenden CRP-Werten (114). Die Sensitivität und Spezifität ist für PCT deutlich höher als für CRP bezüglich der Diagnose einer Infektion und beträgt bis zu 100 % (Tabelle 4.16.2). Dies liegt zum Teil auch daran, daß CRP innerhalb der ersten 12 bis 24 Stunden nach Beginn einer Infektion mit einer langsameren Kinetik als PCT reagiert.

Monneret et al. (114) hat bei Neugeborenen ohne Infektion PCT gemessen und mit den Werten von Neugeborenen mit materno-fetalen Infektionen (n = 25) oder sekundären Infektionen (n = 14) verglichen. PCT war am 1. Tag nach der Geburt auch bei Neugeborenen ohne Infektion erhöht (Mittelwert 3,82 ng/ml). Bei maternofetalen oder sekundären Infektionen lagen die Werte sehr viel höher (162 ± 32 ng/ml und 75 ± 24 ng/ml). PCT reagierte im Mittel etwa einen Tag früher auf eine Infektion oder Sepsis als CRP. Auch erreicht PCT nach einer Infektion rascher niedrigere Werte als CRP. Als Beispiel hierzu ist eine Falldarstellung eines Patienten mit S. epidermidis-Infektion in Abb. 4.16.3 dargestellt (114).

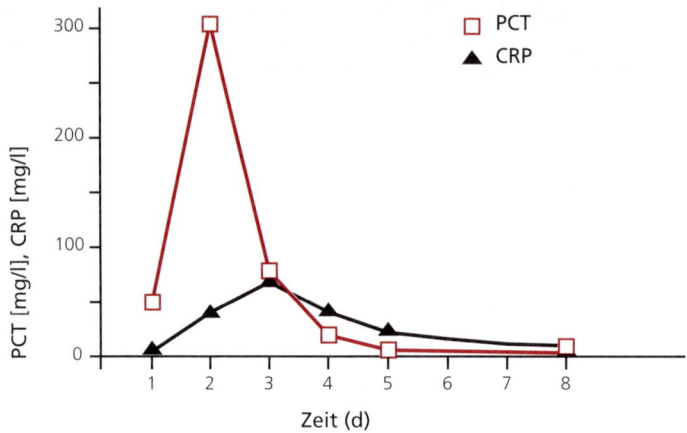

Abbildung 4.16.3

Verlauf von PCT und CRP bei einem Neugeborenen mit S. epidermidis-Infektion (114).
Man beachte den 24-stündigen Abstand der Spitzenwerte beider Parameter und den
vergleichsweise raschen Abfall von PCT.

PCT als Parameter zur Früherkennung von Sepsis und schweren bakteriellen Infektionen bei Kleinkindern

Auch bei Kleinkindern gehen, vergleichbar mit Erwachsenen, septisch verlaufende Infektionen mit erhöhten PCT-Werten einher. PCT
korreliert dabei mit der Aktivität der Inflammationsreaktion und ist
in der Lage, die Komplikation einer Infektion durch die systemische
Inflammation zu erkennen. Die PCT-Plasmakonzentrationen werden dabei nicht durch lokale Infektionen oder bestehende Grunderkrankungen, wie zum Beispiel maligne Erkrankungen, allergi-
sche oder Autoimmunerkrankungen beeinflußt.

Daß PCT auch bei Kindern nur bei schweren Infektionen mit Komplikation durch systemische Inflammation induziert wird, nicht aber
bei viralen Infektionen, lokal begrenzten Infektionen oder oberflächlichen bakteriellen Besiedlungen, zeigen die Untersuchungen

von Assicot (7) und Gendrel (60) eindrucksvoll. Die Ergebnisse von Gendrel sind exemplarisch in Abb. 4.16.4 dargestellt. CRP unterscheidet die Gruppen nicht sicher, hohe PCT-Werte finden sich dagegen nur bei Sepsis.

Differentialdiagnose bakterieller und viraler Infektionen bei Kindern

PCT differenziert mit hoher Sensitivität und Spezifität auch zwischen einer bakteriell und einer viral verursachten Infektion, sofern Symptome einer systemischen Inflammation vorliegen (61, 62, 75). Bereits geringe Mengen an bakteriellen Toxinen induzieren die PCT-Synthese. Dies erklärt die hohen PCT-Spiegel bei bakteriellen Infektionen mit systemischer Inflammation. Bei viralen Infektionen wird die Synthese hingegen nicht induziert (Tabelle 4.16.3).

Tabelle 4.16.3

Procalcitoninwerte (Mittelwert, Bereich) bei Kindern (Alter 1 Monat bis 12 Jahre) mit lokalisierten und systemischen bakteriellen Infektionen und viralen Infektionen (62).

	n	Mittelwert (ng/ml PCT)
Systemische bakterielle Infektion	30	29,7
Lokalisierte Infektion	20	1,7 (0,1 – 4,9)
Virale Infektion	70	0,28 (0,0 – 1,5)

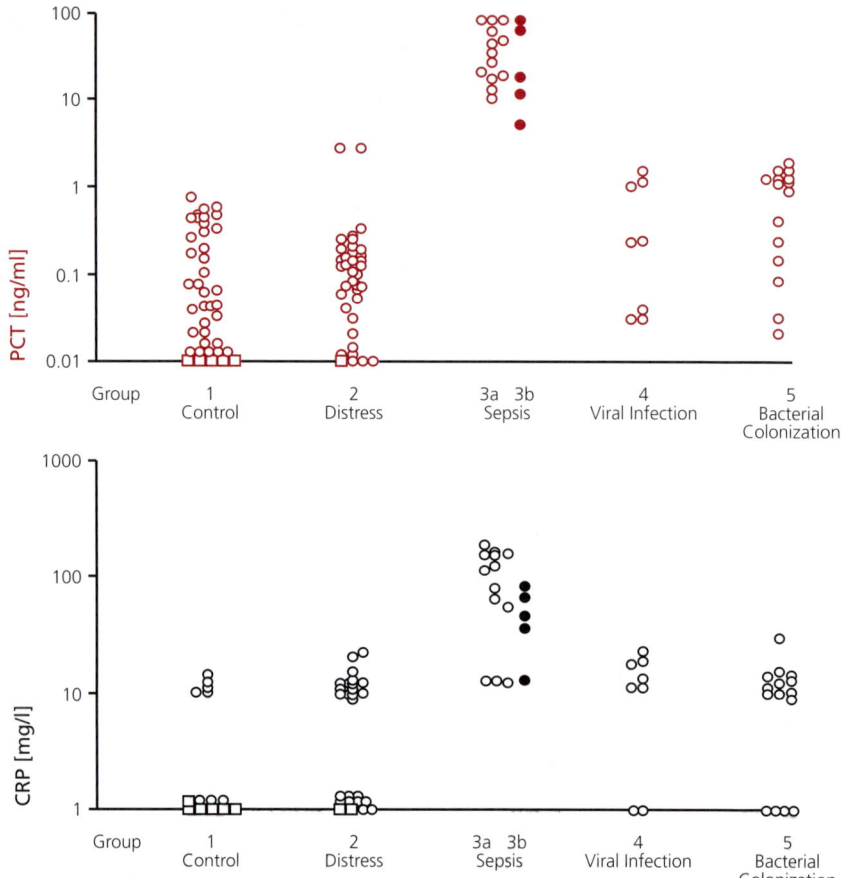

Abbildung 4.16.4

Vergleich von CRP und PCT bei 177 Neugeborenen. Die höhere Sensitivität und geringere Spezifität von CRP für systemisch-bakterielle Infektionen ist anhand der Einzelwerte erkennbar (60).

Gruppeneinteilung: Kontrollgruppe (n = 86): unauffällige Neugeborene; Distress (n = 50): klinisch auffällige Neugeborene ohne Hinweise auf Infektionen; Sepsis (n = 13): klinische Symptome einer Sepsis und positive Blutkultur oder Liquorbefund. Virale Infektionen (n = 8): negative bakterielle Kulturen, positiver Virusnachweis; Bacterial Colonization (n = 15): Neugeborene mit bakterieller Kontamination des Integuments während der Geburt ohne Anzeichen systemischer Infektionen. „Normal range": Normalbereich der PCT-Werte (< 0,5 ng/ml).

Eine Differenzierung zwischen bakteriellen und viralen Infektionen ist durch PCT mit höherer Sensitivität und Spezifität als durch CRP oder andere Parameter möglich. So wurden bei Patienten mit bakteriellen Infektionen im Vergleich zu viralen Erkrankungen signifikant höhere PCT-Werte gemessen (Tabelle 4.16.3). Diese Beobachtungen wurden insbesondere bei Patienten mit Meningitis gemacht (26, 60-62). PCT ist daher auch bei Neugeborenen und Kleinkindern ein wichtiger und sinnvoller Parameter zur Diagnose eines septischen Infekts.

Weitere Studien zu viralen und bakteriellen Infektionen bei Kindern

Gendrel et al. (62) berichtet über 70 Kinder mit nachgewiesenen schweren viralen Infektionen, bei denen PCT im Mittel 0,28 ng/ml betrug, und CRP bei 11 von 47 Patienten über 30 mg/ml und IL-6 bei 9 von 47 Patienten über 100 ng/ml erhöht war. 20 Kinder mit lokal begrenzten Infektionen oder negativen Blutkulturen hatten PCT-Werte von 1,7 ng/ml (Mittelwert, Bereich 0,1-4,97 ng/ml). Bei invasiven bakteriellen Infektionen lag PCT im Mittel bei 29,7 ng/ml. CRP lag hier bei 5 von 30 Kindern unter 30 µg/ml, und IL-6 bei 13 Patienten unter 100 ng/ml.

Vergleich von akuter viraler und bakterieller Meningitis

Liquoruntersuchungen auf Protein und Zellen genügen bei Kindern oft nicht, um eine virale von einer bakteriellen Meningitis ausreichend rasch zu unterscheiden. Auch zeigen viele der charakteristischen Entzündungsparameter in beiden Fällen eine unzureichende diagnostische Trennschärfe. Erhöhte PCT-Werte lassen sich dagegen nur bei akuter bakterieller Meningitis nachweisen (61). Bei viraler Meningitis liegen die Werte im Normbereich (Tabelle 4.16.4).

Gendrel et al. (61) hat bei 59 Patienten (Alter > 1 Monat) PCT, CRP und Zell- und Proteingehalt des Liquors untersucht. PCT war bei allen Kindern mit bakterieller Meningitis erhöht, aber niedrig bei viraler Meningitis (Tabelle 4.16.4). CRP und Liquorbefunde zeigten größere Überschneidungen bei beiden Gruppen.

Die Gruppe von Bienvenu in Lyon hat Daten zu PCT bei viralen und bakteriellen Infektionen vorgestellt (26). PCT war > 1 ng/ml bei 15 Patienten mit bakterieller Meningitis, und < 0,4 ng/ml bei 12 Patienten mit viraler Meningitis.

Tabelle 4.16.4

PCT und CRP-Werte im Serum sowie Zellzahl und Proteingehalt im Liquor bei Kindern mit akuter bakterieller Meningitis oder viraler Meningitis. Angegeben sind der Mittelwert ± SEM, sowie der Bereich der Werte (61).

	bakterielle Meningitis	virale Meningitis
	(n = 18)	(n = 41)
PCT ng/ml	54,5 ± 35,1 (4,8 – 110)	0,32 ± 0,35 (0 – 1,7)
CRP µg/ml	144,1 ± 69,1 (28 – 311)	14,8 ± 14,1 (0 – 48)
CSF-Zellzahl/µl	5156 ± 4336 (250 – 17500)	390 ± 648 (20 – 3200)
CSF-Protein g/l	2,3 ± 1.2 (0,4 – 4,7)	0,62 ± 0,47 (20 – 3200)

Vergleichbare Daten zur bakteriellen Meningitis und viralen Enzephalitis wurden auch von Hatherill et al. publiziert (75).

PCT ist somit ein wichtiger Parameter in der Differentialdiagnose viraler und bakterieller Meningitiden. Es kann rasch Informationen über eine bakteriell-induzierte schwere Inflammation geben. Zwar wurde bei den bisher publizierten Untersuchungen eine Quantifizierung der systemisch-inflammatorischen Reaktion, z. B. mittels eines Scores nicht durchgeführt, so daß es derzeit nicht möglich ist zu beurteilen, in welchem Ausmaß die systemische Inflammation die PCT-Werte auch bei diesen Erkrankungen mit beeinflußt.

In diesem Zusammenhang sei darauf hingewiesen, daß die Therapie einer Meningitis oder anderen infektiösen Erkrankung unbekannter Ätiologie nie aufgrund niedriger PCT-Werte unterbleiben sollte, wenn andere Hinweise oder aber die klinische Verdachtsdiagnose eine bakterielle Infektion vermuten lassen. Aufgrund des lokalen Charakters einer Infektion kann die Induktion von PCT ausbleiben, eine antibiotische Therapie jedoch erforderlich sein, bevor eine systemische Inflammation auftritt und ein fortgeschrittenes Stadium der Infektion anzeigt.

Eine lokal-bakterielle Infektion ohne Induktion von PCT ist auch bei Erwachsenen möglich. So wurden bei einem Patienten mit Ventrikulitis in Folge eines neurochirurgischen Eingriffs keine erhöhten PCT-Werte beobachtet, da die Infektion nicht von Symptomen einer systemischen Inflammation begleitet war.

Vergleich von PCT und CRP bei Neugeborenen und Kleinkindern

Das C-reaktive Protein (CRP) hat sich bei Kleinkindern und Neugeborenen als empfindlicher und frühzeitiger Indikator einer Infektion bewährt. CRP ist ein Akute-Phase Protein, das im Vergleich zu PCT bei vergleichsweise geringeren Infektionen reagiert. CRP kann durch unspezifische Ereignisse, wie Operationen, in einem nicht unerheblichen Ausmaß induziert werden (103). Auch ist die Kinetik von CRP langsamer als von PCT.

Somit ist dieses Akute-Phase Protein im Gegensatz zu PCT weniger geeignet, den Schweregrad einer Infektion oder ihre Komplikation durch eine systemische Inflammation zuverlässig zu beurteilen. Bezüglich der Diagnose einer schweren bakteriellen Infektion oder einer Sepsis ist CRP ein deutlich unspezifischerer Parameter als PCT. PCT wird durch lokalisierte und geringfügige bakterielle Infektionen nicht induziert, erst das Auftreten einer systemisch-generalisierten Inflammation zusätzlich zur Infektion und damit der Beginn einer Sepsis führt zu erhöhten PCT-Werten (45, 60, 114). Durch PCT ist es somit auch bei Neugeborenen und Kleinkindern möglich, Ausmaß und Bedeutung einer schweren Infektion zu erfassen. Hierin unterscheidet sich PCT als Diagnoseparameter bakterieller Infektionen von CRP.

PCT reagiert bei Auftreten oder Abklingen einer Infektion mit einem rascheren Anstieg oder Rückgang der Werte als CRP. Während PCT bereits innerhalb der ersten 2-3 Stunden nach dem akuten Ereignis induziert wird und einen Maximalwert bereits nach 12 bis 24 Stunden erreicht, steigen die CRP-Werte oft erst nach diesem Zeitpunkt in den erkennbar pathologischen Bereich an. Auch beim Abklingen der Infektion dauert der Rückgang der CRP-Werte oft mehrere Tage und damit länger als bei PCT (Abb. 4.16.3, Abb. 2.6.1).

5   Labor*

5.1   Die laborchemische Bestimmung von PCT: ILMA

Die Bestimmung von PCT mit dem LUMItest® PCT, ein immunolu-minometrischer Assay (ILMA) der Fa. B·R·A·H·M·S Diagnostica GmbH, zeichnet sich durch einfache Handhabung aus und dauert nur wenig mehr als zwei Stunden.

Beim LUMItest® PCT werden zwei antigenspezifische monoklona-le Antikörper, die das Procalcitonin (Antigen) an zwei verschiede-nen Stellen – dem Calcitonin- und dem Katacalcin-Anteil – binden, im Überschuß eingesetzt. Einer der beiden Antikörper ist lumines-zenzmarkiert (Tracer), der andere ist auf der Innenseite der Röhr-chen fixiert (Coated tube System) (siehe Abb.).

Im Verlauf der Inkubation reagieren beide Antikörper mit den Pro-calcitonin-Molekülen der Probe zu sogenannten „Sandwich-Kom-plexen", wodurch der lumineszenzmarkierte Antikörper an die Röhrchenoberfläche gebunden wird. Nach dem Reaktionsende wird der verbleibende Tracerüberschuß durch sorgfältiges Waschen vollständig aus den Röhrchen entfernt und verworfen.

Der nach dem Waschen an der Röhrchenwand verbliebene Tracer-anteil wird durch die Messung des Lumineszenzsignals in einem dafür geeigneten Luminometer unter Verwendung der LUMItest® Basiskit-Reagenzien ermittelt. Die Größe des Lumineszenzsignals (RLU) ist der PCT-Konzentration der jeweiligen Probe direkt pro-portional. Über die Lumineszenzsignal-Werte der mitgeführten Standards (bekannte Antigenkonzentrationen; kalibriert an syn-thetischem, intaktem humanem Procalcitonin) läßt sich eine Stan-dardkurve erstellen, an der die unbekannten PCT-Konzentrationen der Patientenseren bzw. -plasmen abgelesen werden können.

---

* Die Angaben im Kapitel 5 sind der Arbeitsanleitung zum LUMItest® PCT von B·R·A·H·M·S Diagnostica GmbH entnommen.

Alternativ besteht die Möglichkeit, die unbekannten PCT-Konzentrationen der Patientenseren bzw. -plasmen an einer von B·R·A·H·M·S Diagnostica GmbH hergestellten Masterkurve über die Lumineszenzsignal-Werte der mitgeführten Kalibratoren abzulesen.

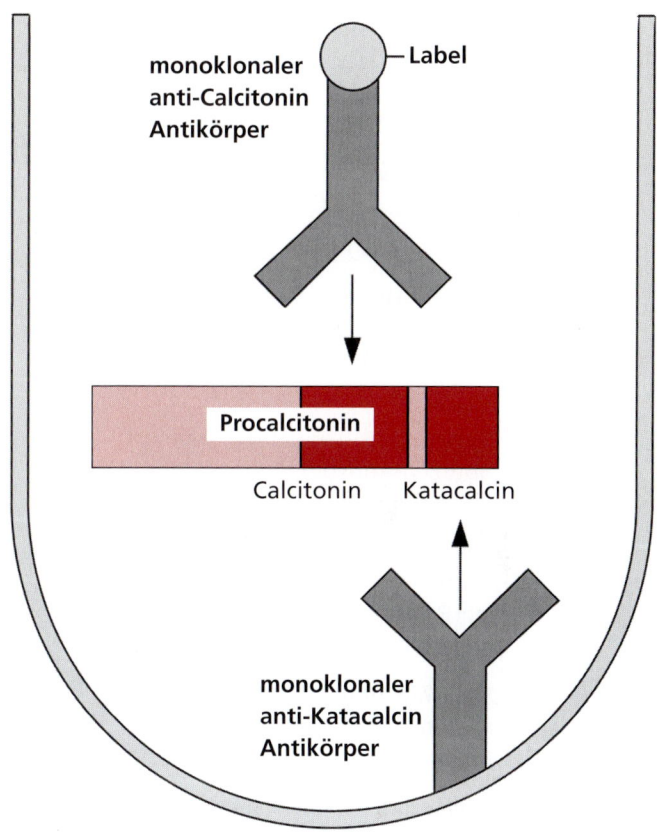

5.2 Der LUMItest® PCT-Meßkit

Der LUMItest® PCT-Meßkit enthält die Reagenzien für 100 PCT-Bestimmungen. Unter Verwendung von 6 Standardansätzen und 2 Kontrollproben in Doppelbestimmung lassen sich hiermit 42 Patienten in ihren PCT-Werten bestimmen.

Als Zubehör ist der LUMItest® Basiskit erforderlich, der die Reagenzien zum Betrieb des Luminometers enthält.

Inhalt des Reagenziensatzes

Dieser Reagenziensatz ist nur zum In-vitro-Gebrauch bestimmt! Er enthält folgende Komponenten in Mengen ausreichend für 100 Einzelbestimmungen:

A Coated tubes (Teströhrchen)
beschichtet mit anti-PCT-Antikörper (monoklonal, Maus),
2 x 50 Stück, **gebrauchsfertig**

B Tracer
lumineszenzmarkierter (Akridinium-Derivat)
anti-PCT-Antikörper (monoklonal, Maus),
1 Fläschchen, lyophilisiert, blau eingefärbt,
29 ml nach Rekonstitution mit Puffer C

C Puffer
zur Rekonstitution des Tracers B,
1 Fläschchen á 29 ml, **gebrauchsfertig**

W Waschlösung
Waschlösung, Konzentrat,
2 Flaschen à 10,5 ml

G Nullserum (Humanserum)
zur Rekonstitution der Standards bzw. Kalibratoren und Kontrollen, 1 Fläschchen à 4 ml, **gebrauchsfertig**

S1, S2/K1, S3, PCT-Standards
S4/K2, S5, S6
6 Fläschchen, **lyophilisiert**

Vor Gebrauch mit je 0,25 ml Nullserum rekonstituieren.
Konzentrationsbereiche:
0,08 (def.); 0,3-0,7; 1,5-2,5; 16-24; 160-240; 400-600 ng/ml
Exakte Konzentrationen siehe Beipackzettel. Die Standards
S2/K1 und S4/K2 dienen als Kalibratoren K1 und K2 für die
Masterkurve.

Ko1, Ko2   **PCT-Kontrollen 1 und 2**
2 Fläschchen, **lyophilisiert**
Vor Gebrauch mit je 0,25 ml Nullserum rekonstituieren.
Konzentrationen siehe Beipackzettel

Außerdem erforderlich

- LUMItest® Basiskit (bei B·R·A·H·M·S Diagnostica GmbH zu
  bestellen)
- Mikroliterpipetten (20 µl, 250 µl) mit austauschbarer Kunst-
  stoffspitze
- Vibrationsmischer
- Horizontalschüttler
- Dispenser (5 ml) für Waschlösung
- destilliertes Wasser
- Luminometer mit zwei Injektoren

Inhalt des LUMItest® Basiskit

Der Inhalt des Reagenziensatzes LUMItest® Basiskit der Fa.
B·R·A·H·M·S Diagnostica GmbH enthält folgende Komponenten
in Mengen ausreichend für 1000 Lumineszenzmessungen:

BR1 Basiskit Reagenz 1
0,5 % H_2O_2 in 0,1 M HNO_3
3 Flaschen á 105 ml, **gebrauchsfertig**

BR2 Basiskit-Reagenz 2
0,25 M Natronlauge
3 Flaschen á 105 ml, **gebrauchsfertig**

BK1 Basiskit-Kontrolle 1
2 Fläschchen, **lyophilisiert;** je 2 ml nach Rekonstitution mit
destilliertem Wasser

BK2 Basiskit-Kontrolle 2
2 Fläschchen, **lyophilisiert;** je 2 ml nach Rekonstitution mit
destilliertem Wasser

Haltbarkeit und Lagerungsbedingungen

*Alle Reagenzien müssen bis zur Verwendung bei 4 – 8 °C in der
Kitverpackung gelagert werden.* Die auf der Kitverpackung und
den Etiketten dieses Reagenziensatzes angegebenen Verfallsdaten
sind unbedingt zu beachten.

Wenn weniger als 100 Bestimmungen angesetzt werden, gelten
für rekonstituierte Reagenzien folgende Lagerungsbedingungen:
Die *rekonstituierten Standards bzw. Kalibratoren und Kontrollen*
sind bei – 20 °C zu lagern (ein zehnmaliges Auftauen ist möglich);
der *rekonstituierte Tracer* ist 3 Tage bei 4 °C haltbar, ansonsten ist
er bei – 20 °C zu lagern (ein zehnmaliges Auftauen ist möglich).

Die *verdünnte Waschlösung* ist bis zu 4 Wochen verwendbar,
wenn die Lagerung bei 4 – 8 °C erfolgt. Verkeimte Waschlösung
darf nicht verwendet werden; diese ist an einer Trübung bzw.
einem pH-Wert < 6 zu erkennen.

Inkubationsschema LUMItest® PCT

A. Standardkurve

1. Numerieren der Teströhrchen (a, b)		S1–S6	Ko1, Ko2	P1 etc.
2. Pipettieren Standards	µl	20	–	–
Kontrollen	µl	–	20	–
Patientenproben	µl	–	–	20
3. Pipettieren Tracer	µl	250	250	250
4. Inkubieren	2 Stunden ± 15 Minuten bei RT (18 – 25 °C) schütteln (170 – 300 U/Min.)			
5. Dekantieren	Teströhrchen mit 1 ml Waschlösung befüllen und dekantieren.			
6. Waschen	Jedes Teströhrchen viermal mit je 1 ml Waschlösung befüllen und jeweils dekantieren. Röhrchen anschließend 5 – 10 Minuten auf Zellstoff über Kopf abtropfen lassen.			
7. Einsortieren	Teströhrchen im Luminometer einordnen.			
8. Messung	Messung im Luminometer durch automatische Zugabe der Basiskit-Reagenzien 1 und 2			

B. Masterkurve

1. Numerieren der Teströhrchen		S2/K1, S4/K2	Ko1, Ko2	P1 etc.
2. Pipettieren Kalibratoren	µl	20	–	–
Kontrollen	µl	–	20	–
Patientenproben	µl	–	–	20
3. – 8.	Siehe Inkubationsschema der Standardkurve.			

Probenbehandlung

Proben, die nicht innerhalb von 4 Stunden nach Blutentnahme im Assay eingesetzt werden, müssen eingefroren und bei – 20 °C gelagert werden. Wiederholtes Einfrieren und Auftauen ist zu vermeiden.

Testbeschreibung

1. **Vorbereitungen**

- Coated tubes, Reagenzien und Patientenseren bzw. -plasmen auf Raumtemperatur bringen.
- Standards bzw. Kalibratoren und Kontrollen rekonstituieren.
- Standards, Kontrollen und Patientenseren bzw. -plasmen vor Gebrauch durchmischen (Schaumbildung vermeiden).
- Tracer rekonstituieren.
- Coated tubes beschriften (a, b für die empfohlenen Doppelbestimmungen der Standardkurve).
- Waschlösung herstellen (10,5 ml Konzentrat mit destilliertem Wasser auf 500 ml verdünnen).
- Luminometer in betriebsbereiten Zustand bringen (Einspülen der Basiskit-Reagenzien).

Hinweis Bei großen Testserien werden Reagenzien derselben Chargenbezeichnung miteinander gepoolt.

2. In die Teströhrchen S1 a, b ... S6 a, b (bzw. S2/K1, S4/K2 für die Masterkurve) werden je **20 µl PCT-Standard** mit steigender Konzentration pipettiert, in die Röhrchen Ko1 a, b sowie Ko2 a, b werden je **20 µl Kontrollen** und in die Röhrchen P1 a, b etc. je **20 µl Patientenserum oder Plasma** pipettiert. Um mögliche Verschleppungen zu vermeiden, sollte für jede Probe eine neue Pipettenspitze eingesetzt werden.

Hinweis Es wird empfohlen, während der Verlaufsmessung die Probenart nicht zu ändern.

3. In alle Teströhrchen werden **250 µl Tracer** pipettiert.

4. Die Teströhrchen werden auf einem Vibrationsschüttler kurz geschüttelt, mit Klebefolien abgedeckt und für **2 Stunden ± 15 Minuten bei Raumtemperatur (18 – 25 °C) unter Schütteln (170 – 300 U/min)** inkubiert.

Unbedingt beachten! Die Inkubation soll lichtgeschützt erfolgen. Die Teströhrchen in keinem Fall direkter Lichteinwirkung aussetzen.

5. Nach Ablauf der Inkubationsphase wird zu allen Teströhrchen je 1 ml Waschlösung gegeben und anschließend dekantiert.

Es ist strikt darauf zu achten, daß bei der Zugabe der Waschlösung auch der obere Teil der Röhrcheninnenwand vollständig mit Waschlösung benetzt wird. Nur auf diese Weise werden eventuelle Tracerreste, die am oberen Teil der Röhrcheninnenwand haften können, mitentfernt.

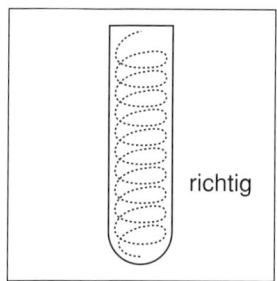

richtig

Korrekte Zugabe
der Waschlösung

6. Danach werden alle Teströhrchen noch **viermal mit je 1 ml Waschlösung** befüllt (s. o. Punkt 5) und die Waschlösung jeweils dekantiert.

Nach dem **letzten Dekantierschritt** werden die Röhrchen 5 – 10 Minuten auf frischem Zellstoff über Kopf stehengelassen, um so anhaftende Flüssigkeitsreste ablaufen zu lassen. Abschließend werden die Röhrchen nochmals kräftig auf dem Zellstoff aufgestoßen, damit letzte Flüssigkeitsreste entfernt werden.

7. Die Teströhrchen werden in der vom Meßprotokoll vorgegebenen Reihenfolge in das Luminometer einsortiert.

8. Nach der automatischen Zugabe von jeweils 300 µl der LUMItest®
Basiskit-Reagenzien 1 und 2 werden die Lumineszenzsignale gemessen. **Die empfohlene Meßzeit beträgt 1 Sekunde pro Röhrchen.**

Die Arbeitsanleitung ist strikt einzuhalten! Abweichende Handhabung der Reagenzien kann die Ergebnisse beeinflussen. In diesem Fall übernimmt B·R·A·H·M·S Diagnostica GmbH keinerlei
Garantien für die Gültigkeit so erzielter Ergebnisse.

Auswertung

Zur computergestützten Auswertung des LUMItest® PCT ist ein für
immunoluminometrische Assays (ILMA) geeignetes und auf die
gegebene Luminometer-Rechner-Kombination abgestimmtes Aus-
wertungsprogramm (Spline-Algorithmus) auszuwählen.

Aus der resultierenden Standardkurve bzw. rekalkulierten Masterkurve wird über die gemittelten Lumineszenzsignal-Werte der
unbekannten Serumproben deren PCT-Konzentration direkt in
ng PCT/ml abgelesen.

Berechnungsbeispiel Standardkurve

Meßwerte (RLU = Relative Light Units) eines AutoCliniLumaten LB 952
(Laboratorium Prof. Berthold, Wildbad, D).

Teströhrchen	RLU (a)	RLU (b)	RLU (MW)	ng PCT/ml
Standard S1	137	139	138	(def.) 0,08
Standard S2	333	316	324	0,5
Standard S3	964	957	961	2,0
Standard S4	8 753	9 079	8 916	20
Standard S5	103 860	104 530	104 195	200
Standard S6	245 380	234 264	239 822	500
Patientenprobe P1	14 296	14 866	14 581	31,5

Die Signalwerte können je nach eingesetztem Meßgerät variieren
und stellen somit lediglich eine Orientierungshilfe dar.

Standardkurve

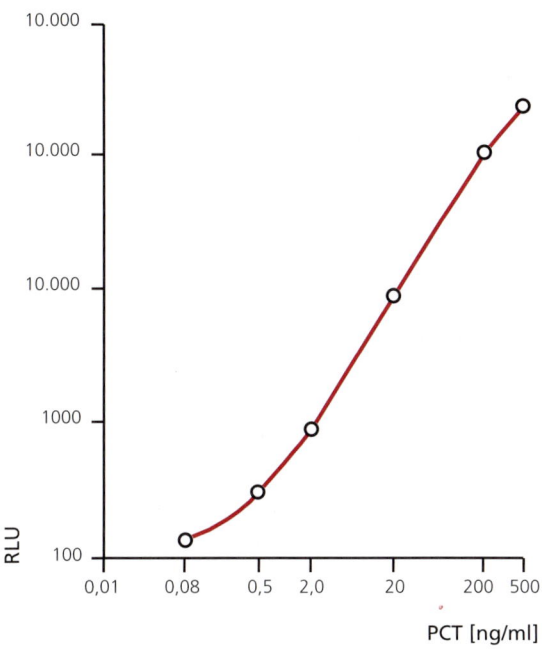

5.3   Die Masterkurve

Die Bestimmung von PCT ist auch mit Hilfe einer „Masterkurve" möglich. Dabei wird vom Hersteller des Meßkits eine charakteristische Standardkurve der entsprechenden Charge ermittelt. Mit Hilfe zweier Kalibratoren wird diese auf dem Meßgerät des Anwenders bei der jeweiligen Messung an die aktuelle Situation adaptiert.

Durch Verwendung der Masterkurve ist es möglich, bei Einzelbestimmungen oder kleinen Serien die Anzahl der erforderlichen zusätzlichen Proben, bestehend aus Kontrollen und Standards, auf ein Mindestmaß von zwei Kalibratoren und die Kontrollproben zu verringern, um damit kostengünstiger und rascher arbeiten zu können. Die Werte der Kalibratoren müssen bei der Verwendung einer neuen Charge neu angepaßt bzw. in das Meßgerät eingegeben werden.

Für Studienzwecke und bei größeren Meßserien ist sicherlich die Bestimmung von PCT anhand einer eigenen Standardkurve zu empfehlen. Die Abweichungen der mit Hilfe der Masterkurve gemessenen Werte ist jedoch gering, unter ungünstigen Bedingungen (Inkubationstemperatur um 25 °C) können jedoch Abweichungen bis max. 20 % auftreten.

Inkubationsschema Masterkurve siehe S. 167.

5.4   Assaycharakteristik: Präzision, Empfindlichkeit, Verdünnung und Interferenz

Präzision

Die analytische Assaysensitivität liegt bei ca. 0,1 ng/ml. Die funktionelle Assaysensitivität – kleinster Meßwert, der mit einer Präzision von max. 20 % Interassayvarianz gefunden wird – beträgt ca. 0,3 ng/ml.

Verdünnung (mit Standardkurve)

Probe	Verdünnung	gemessene Konzentration [ng/ml]	errechnete Konzentration [ng/ml]	Wiederfindung (%)
1	unverdünnt	140	70,0	110
	1:2	77,0	35,0	109
	1:4	38,1	17,5	109
	1:8	19,1	8,75	104
	1:16	9,11		
2	unverdünnt	78,3	39,2	104
	1:2	40,6	19,6	102
	1:4	19,9	9,79	101
	1:8	9,89	4,89	100
	1:16	4,9		
3	unverdünnt	60,5		
	1:2	33,2	30,3	110
	1:4	16,6	15,1	110
	1:8	8,36	7,56	111
	1:16	4,11	3,78	109
4	unverdünnt	321		
	1:2	169	161	105
	1:4	82,0	80,3	102
	1:8	40,2	40,1	100
	1:16	19,5	20,1	97
5	unverdünnt	90,1		
	1:2	48,1	45,1	107
	1:4	24,2	22,5	108
	1:8	11,7	11,3	104
	1:16	5,61	5,63	100

„High Dose Hook"-Effekt (mit Standardkurve)

Der „High Dose Hook"-Effekt setzt erst ab PCT-Konzentrationen oberhalb von 1000 ng/ml ein.

Interferenzen zu sequenzanalogen Substanzen

Substanz	Konzentration, bis zu der keine Interferenzen auftreten
Calcitonin (human)	bis 10 ng/ml
Katacalcin (human)	bis 10 ng/ml
a-human CGRP*	bis 10 000 ng/ml
b-human CGRP*	bis 10 000 ng/ml

* Calcitonin Gene Related Peptide

Einfluß von Medikamenten

Eine Beeinflussung der PCT-Meßwerte durch antimikrobielle Chemotherapeutika, vasoaktive Pharmaka, Analgetika, Antikoagulantien oder Diuretika wurde nicht beobachtet. Medikamente, die zu einer massiven Freisetzung von Zytokinen führen, können zu einer Erhöhung des PCT-Spiegels beitragen.

	Medikament	Kreuzreaktivität (%)
Antimikrobielle Chemo-therapeutika	Imipenem (Zienam®, MSD)*	$< 1 \times 10^{-4}$
	Cefotaxim (Claforan®, Hoechst)*	$< 4 \times 10^{-4}$
	Vancomycin (Vancomycin, Lederle)	$< 1 \times 10^{-4}$
Vasoaktive Pharmaka	Dopamin (Dopamin, Fresenius)	$< 1 \times 10^{-4}$
	Noradrenalin (Arterenol®, Hoechst)*	$< 2 \times 10^{-4}$
	Dobutamin (Dobutamin Hexal)	$< 5 \times 10^{-3}$
Sonstige	Fentanyl (Fentanyl, Janssen)	$< 1 \times 10^{-2}$
	Heparin	< 100 IU/ml ohne Effekt
	Furosemid (Lasix®, Hoechst)*	$< 1 \times 10^{-4}$

* Zienam® ist ein registriertes Warenzeichen von MSD. Claforan®, Arterenol® und Lasix® sind registrierte Warenzeichen von Hoechst.

5.5   Referenzbereiche

Aus den bisher zur Verfügung stehenden Daten ergibt sich für die Bewertung der PCT-Konzentrationen das folgende Bild:

Patienten	PCT [ng/ml]
Normalpersonen	< 0,5
Chronisch entzündliche Prozesse	< 0,5
Virale Infektionen (akute Hepatitis B)	< 0,5
Leichte bis mittelschwere bakterielle Lokalinfektionen	< 0,5
SIRS, Polytrauma, Verbrennungen	0,5 – 2
Schwere bakterielle Infektionen, Sepsis, Multiorganversagen	> 2 (häufig 10 – 100)

Eine Bewertung des klinischen Verlaufes einer Entzündungsreaktion setzt voraus, daß die PCT-Konzentration während des Entzündungsprozesses mindestens einmal täglich bestimmt wird. Während ein Anstieg der PCT-Konzentration auf eine Erhöhung der Entzündungsaktivität hinweist, deutet ein Abfall hingegen auf ein Abklingen der Entzündungsaktivität hin und spricht für einen prognostisch günstigeren Verlauf.

Es wird empfohlen, daß jedes Labor anhand repräsentativer Patientenkollektive eigene Referenzbereiche erstellt bzw. überprüft. Insofern hat der oben angegebene Referenzbereich lediglich einen orientierenden Charakter.

6   Der B·R·A·H·M·S PCT®-Q, ein semiquantitativer Schnelltest*

6.1   Einführung

Wenn PCT aus differentialdiagnostischen Gründen oder zur Diagnose der Sepsis eingesetzt wird, ist eine rasche Verfügbarkeit des Meßergebnisses vorteilhaft. Oftmals ist jedoch eine Akutbestimmung von PCT außerhalb der täglichen Routinediagnostik aus praktischen und organisatorischen Gründen nicht möglich, auch wenn dies ärztlich erwünscht wäre. So steht nicht in jedem Krankenhaus oder in der Arztpraxis ein Meßgerät zur Bestimmung von PCT zur Verfügung. Insbesondere dort, wo nur mit einem geringen Probenaufkommen gerechnet wird, mußte vielfach auf eine Diagnostik mit PCT im Akutfall oder gänzlich verzichtet werden.

Der B·R·A·H·M·S PCT®-Q bietet jetzt die Möglichkeit, jederzeit und an jedem Ort mit geringem Aufwand eine orientierende Bestimmung der PCT-Plasmaspiegel vorzunehmen. Mit Hilfe dieses Tests steht innerhalb von 30 Minuten nach Gewinnung des Plasmas oder Serums ein semiquantitativer Meßwert zur Verfügung, der in vier Kategorien klassifizierbar ist.

Die Ablesegenauigkeit des Tests ist dabei für die Akutdiagnostik und weitere diagnostische und therapeutische Weichenstellungen ausreichend. So ist die Unterscheidung eines normalen von erhöhten Meßwerten möglich (Grenzbereich 0,5 ng/ml), aber auch die Abgrenzung von gering (Referenzwert 2 ng/ml) und stark erhöhten Werten (über 10 ng/ml). Damit kann die Diagnose einer schweren systemischen Inflammation infolge einer Infektion (Sepsis) im Vergleich zu Erkrankungen mit nur leicht erhöhten PCT-Werten mit hoher Spezifität gestellt werden.

---

* Die Angaben im Kapitel 6 sind der Arbeitsanleitung zum B·R·A·H·M·S PCT®-Q von B·R·A·H·M·S Diagnostica GmbH entnommen.

6.2 Inhalt des Kits

Der Kit ist nur zum In-vitro-Gebrauch bestimmt! Er enthält folgende Komponenten ausreichend für 25 Einzelbestimmungen
- 25 Einzeltesteinheiten
- 25 Referenzkarten
- 1 Gebrauchsanweisung

Jede Einzeltesteinheit ist in eine Schutzverpackung eingeschweißt und enthält
- 1 Einzeltest
- 1 Einwegpipette aus Plastik
- 1 Trockenbeutel

Der B·R·A·H·M·S PCT®-Q muß in der verschlossenen Einzeltestverpackung bei **4 – 30 °C** gelagert werden.

6.3   Meßprinzip

Der B·R·A·H·M·S PCT®-Q ist ein immunchromatographischer Test zur *semiquantitativen Messung von PCT* (Procalcitonin) für die Diagnose und Therapiekontrolle bei schwerer bakterieller Infektion und Sepsis. B·R·A·H·M·S PCT®-Q ist ein geräteunabhängiges Testsystem mit einer nur 30-minütigen Inkubationszeit, das keiner Kalibration bedarf (178).

Der Test verwendet einen monoklonalen, mit colloidalem Gold konjugierten Maus-anti-Katacalcin-Antikörper (Tracer) und einen polyklonalen Schaf-anti-Calcitonin-Antikörper (Festphase).

Nach dem Auftragen der Patientenprobe (Serum oder Plasma) auf den Teststreifen bindet sich der Tracer an das PCT der Probe und es entsteht ein markierter Antigen-Antikörperkomplex. Dieser Komplex bewegt sich mittels Kappillarkraft durch das Testsystem und passiert dabei den Bereich der Testbande. Hier bindet der markierte Antigen-Antikörperkomplex an den fixierten anti-Calcitonin-Antikörper und bildet einen Sandwichkomplex.

Bei einer PCT-Konzentration ≥ 0,5 ng/ml wird dieser Sandwichkomplex als rötlich gefärbte Bande sichtbar. Die Farbintensität der Bande ist direkt proportional zur PCT-Konzentration der Probe und wird mit Hilfe einer Referenzkarte den folgenden **PCT-Konzentrationsbereichen** zugeordnet:

< 0,5 ng/ml   ≥ 0,5 ng/ml   ≥ 2 ng/ml   ≥ 10 ng/ml

Nichtgebundener Tracer diffundiert in die Kontrollbandenzone, wird dort fixiert und erzeugt eine intensiv rotgefärbte Kontrollbande. Mit Hilfe dieser Kontrollbande wird die Funktionsfähigkeit des Testsystems überprüft.

Tabelle

Mögliche Interpretation erhöhter PCT-Werte sowie diagnostische und therapeutische Konsequenzen (179). Die Induktion von PCT wird von der Art der Erkrankung und der individuellen klinischen Situation beeinflußt. Damit können die hier angegebenen Interpretationen lediglich als Orientierung dienen.

PCT-Konzentration [ng/ml]	Bewertung	Mögliches weiteres Procedere (Diagnostik, Therapie)
< 0,5	**Sepsis*, schwere Sepsis* oder septischer Schock* unwahrscheinlich.** Lokal begrenzte Infektion aber nicht auszuschließen.	Diagnostik auf klinischen Befund konzentrieren. Gegebenenfalls weitere Maßnahmen einleiten (weitere Laborparameter anfordern, bildgebende Verfahren etc.).
0,5 – 2	**Kontrollbedürftiger Befund, Infektion oder Sepsis möglich.** **Schwere Sepsis* oder septischer Schock* unwahrscheinlich.**	Ätiologie der erhöhten PCT-Werte abklären. Fokussuche.
2 – 10	**Bakterielle Infektion mit systemischen Auswirkungen wahrscheinlich.**	Ätiologie der erhöhten PCT-Werte abklären. Fokussuche intensivieren. Gegebenenfalls kausale und supportive Therapie einleiten (Intensivtherapie, Antibiotikatherapie). Verlaufskontrolle.
> 10	**Schwere bakterielle Infektion mit systemischer Inflammation wahrscheinlich (Sepsis mit Organversagen und ggf. Schock), wenn andere Ursache wie z. B. großes (Operations-)Trauma nicht bekannt.**	Ätiologie der erhöhten PCT-Werte abklären. Fokussuche intensivieren. Entsprechende kausale und supportive Therapie einleiten (Intensivtherapie, Antibiotikatherapie). Verlaufskontrolle.

* entsprechend den ACCP/SCCM-Kriterien (5)

6.4   Assaycharakteristik

Präzision und Richtigkeit

Der B·R·A·H·M·S PCT®-Q korreliert als semiquantitative Testmethode in den einzelnen Konzentrationsbereichen eng zum LUMItest® PCT. Differenzen zwischen B·R·A·H·M·S PCT®-Q und LUMItest® PCT sind aufgrund von individuellen Ableseunterschieden besonders in der Nähe der durch die Referenzbanden symbolisierten PCT-Konzentrationen möglich.

„High Dose Hook"-Effekt

Hohe PCT-Konzentrationen bis 4000 ng/ml haben keinen Einfluß auf die richtige Zuordnung zu den Konzentrationsbereichen.

Interferenzen

Hohe Hämoglobinkonzentrationen können die Ablesegenauigkeit beeinträchtigen und beeinflussen damit das Testergebnis. Stark hämolytische Proben sollten nicht mit dem B·R·A·H·M·S PCT®-Q gemessen werden.

Lipide oder Bilirubin haben keinen Einfluß auf das Meßergebnis.

6.5   Testbeschreibung

Hinweis: Für jeden Test einen neuen Einzeltest verwenden.

Vor Testbeginn alle Komponenten auf Raumtemperatur bringen.

Serum- oder Plasmaproben, die nicht innerhalb von 4 Stunden nach Blutentnahme im Assay eingesetzt werden, müssen eingefroren und bei – 20 °C gelagert werden. Wiederholtes Einfrieren und Auftauen ist zu vermeiden.

1. Durchführung

Die Einzeltestverpackung ist erst unmittelbar vor der Messung der Proben zu öffnen.

6 Tropfen Serum oder Plasma mittels der beiliegenden Tropfpipette in die runde Kavität des B·R·A·H·M·S PCT®-Q pipettieren. Pipette mindestens bis zum Eichstrich blasenfrei füllen und beim Einpipettieren leicht schräg halten.

Hinweis: Alternativ kann auch eine Mikroliterpipette (200 µl) verwendet werden. Hierbei werden 200 µl Serum/Plasma in die runde Kavität pipettiert.

30 Minuten bei Raumtemperatur inkubieren.

Startzeit des Tests auf der Referenzkarte dokumentieren.

2. Ablesung und Bewertung

Nach 30 Minuten (max. 45 Minuten) wird der PCT-Konzentrationsbereich der Probe ermittelt.

Zunächst wird die Validität des Tests anhand der deutlich sichtbaren *Kontrollbande* überprüft (siehe Abb. 1).

Abbildung 1

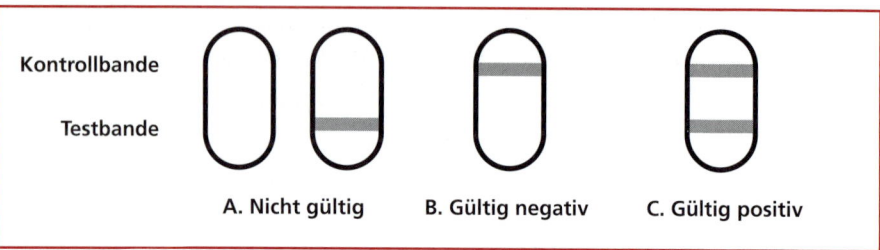

Kontrollbande

Testbande

A. Nicht gültig   B. Gültig negativ   C. Gültig positiv

A. Keine Bande oder nur Testbande sichtbar: Tests, die keine Kontrollbande zeigen, sind *nicht gültig* und dürfen nicht ausgewertet werden.

B. Nur Kontrollbande sichtbar: Tests, die nur eine Kontrollbande zeigen, sind *gültig negativ.* Die PCT-Konzentrationen betragen < 0,5 ng/ml.

C. Kontroll- und Testbande sichtbar: Tests, die eine Kontroll- und eine Testbande zeigen, sind gültig positiv.

Das Ermitteln des PCT-Konzentrationsbereichs erfolgt durch *Vergleich der Farbintensität der Testbande mit den Farbfeldern der Referenzkarte* (siehe Abb. 2).

Abbildung 2

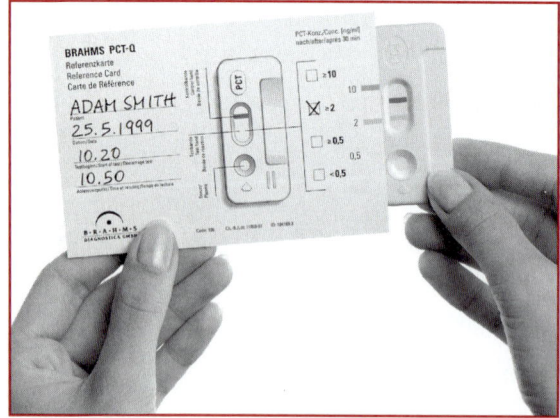

3. Dokumentation und Archivierung

Zur Dokumentation des Testergebnisses wird der Konzentrationsbereich, der der Farbintensität der Testbande entspricht, auf der Referenzkarte angekreuzt.

Zur Archivierung des Testergebnisses kann die vollständig ausgefüllte Referenzkarte in die Patientenakte eingeklebt werden (Abdeckpapier auf der Kartenrückseite abziehen, um Klebestreifen freizulegen).

Besondere Hinweise

1. Der B·R·A·H·M·S PCT®-Q erreicht bei 2 ng/ml als Grenzwert zwischen SIRS und Sepsis 90-92 % der diagnostischen Sensitivitäts- und 92-98 % der Spezifitätsangaben, wie sie mit dem LUMItest® PCT in klinischen Studien ermittelt wurden. Falls bei positivem Ergebnis eine genaue Konzentrationsbestimmung aus klinischen Gesichtspunkten erforderlich ist bzw. eine exakte Verlaufskontrolle der täglichen PCT-Konzentration sinnvoll ist, ist die Nachmessung der Proben im LUMItest® PCT empfehlenswert.
2. Eine Verlaufskontrolle durch Vergleich mit einem B·R·A·H·M·S PCT®-Q Test vom Vortag ist nicht zulässig, da es nach wenigen Stunden zu einer Farbveränderung (rot nach violett) der Banden kommt. Ebenfalls kann es vorkommen, daß sich ein nach 30 Minuten negativer Test nach einigen Stunden schwach anfärbt. Hier gilt das Ergebnis nach 30 Minuten Ablesezeit.

Weitere Informationen erhalten Sie vom Kundenservice der B·R·A·H·M·S Diagnostica GmbH.

Literatur

1. Abramowicz D, Schandene L, Goldmann M. Release of tumor necrosis factor, interleukin-2, and gamma-interferon in serum after injection of OKT2 monoclonal antibody in kidney transplant recipients. Transplantation 1989; 47:606-608.

2. Al-Nawas B, Krammer I, Shah PM. Procalcitonin in diagnosis of severe infections. Eur J Med Res 1996; 1:331-333.

3. Al-Nawas B, Shah PM. Procalcitonin in patients with and without immunosuppression and sepsis. Infection 1996; 24:434-436.

4. Al-Nawas B, Shah PM. Procalcitonin in acute malaria. Eur J Med Res 1997; 2:206-208.

5. Anonymous. American College of Chest Physicians/Society of Critical Care Medicine Consensus Conference: Definitions for sepsis and organ failure and guidelines for the use of innovative therapies in sepsis. Crit Care Med 1992; 20:864-874.

6. Ardaillou R, et al. Metabolic clearance rate of radioiodinated human calcitonin in man. J Clin Invest 1970; 49:2345-2352.

7. Assicot M, Gendrel D, Carsin H, Raymond J, Guilbaud J, Bohuon C. High serum procalcitonin concentrations in patients with sepsis and infection. Lancet 1993; 341:515-518.

8. Beaune G, Bienvenue C, Pondarre G, Monneret J, Bienvenue J, Souillet G. Serum procalcitonin rise is only slight in two cases of disseminated aspergillosis. Infection 1998; 26:168-169.

9. Becker KL, et al. Small cell lung carcinoma cell line express mRNA for calcitonin and alpha- and beta-calcitonin gene related peptide. Cancer Lett 1994; 81:19-25.

10. Becker KL, Gazdar AF. The pulmonary endocrine cell and the tumors to which it gives rise. Comparative Respiratory Tract Carcinogenesis, CRC Press, Bova Raton, FL 1983; 2:161-186.

11. Becker KL, Gazdar AF. The pathophysiology of pulmonary calcitonin. The endocrine lung in health and disease. Ed W B Saunders, Philadelphia 1984.

12. Becker KL, Gazdar AF. What can the biology of small cell cancer of the lung teach us about the endocrine lung? Biochem Pharmacol 1985; 34:155-159.

13. Becker KL, Gazdar AF, Carney DN, Snider RH, Moore CF, Silva OL. Calcitonin secretion by continuous cultures of small cell carcinoma of the lung: Incidence and immunoheterogeniety studies. Cancer Lett 1983; 18:179-185.

14. Becker KL, Nash DR, Silva OL, Snider RH, Moore CF. Increased serum and urinary calcitonin in pulmonary disease. Chest 1981; 79:211-216.

15. Becker KL, Nylen E, Thompson K. Preferantial hypersecretion of procalcitonin and its precursors in pneumonitis: a cytokine-induced phenomenony? Endotoxemia and Sepsis Congress 1995; (Abstract) Philadelphia, USA.

16. Becker KL, Nylen ES, Arifi AA, Thompson KA, Snider RH, Alzeer A. Effekt of classic heatstroke on serum procalcitonin. Crit Care Med 1997; 25:1362-1365.

17. Becker KL, Nylen ES, Cohen R, Snider RH. Calcitonin: structure, molecular biology, and actions. Princiles of Bone Biology, Academic Press Inc 1996; 1:471-494.

18. Becker KL, Nylen ES, Snider R. La procalcitonine circule chez les sujets normaux. Annales Endocrinologie 1996; suppl. 1:59.

19. Becker KL, O'Neill WJ, Snider R, Nylen E, Moore CF, Jeng J, et al. Hyperprocalcitoninemia in inhalation burn injury: a response of the pulmonary neuroendocrine cell? Anat Rec 1993; 236:136-138.

20. Becker KL, Snider R, Silva OL, Moore CF. Calcitonin heterogenity in lung cancer and medullary thyroid cancer. Acta Endocrinol 1978; 89:89-99.

21. Benador N, Siegrist CA, Gendrel D, Greder C, Benador D, Assicot M, et al. Procalcitonin is a marker of severity of renal lesions in pyelonephritis. Pediatrics 1998; 102:1422-1425.

22. Bensousan TA, Vincent F, Assicot M, Morin JF, Leclerq B, Escudier B, et al. Monokines, procalcitonin (ProCT) and opioid peptides course during a model of SIRS. Shock 1997; 8, suppl.47-48.

23. Bernard AR, Huber MB, Birnbaum RS, Aron DC, Lindall AW, Lips K, et al. Medullary thyroid carcinomas secrete a noncalcitonin peptide corresponding to the carboxyl-terminal region of preprocalcitonin. J Clin Endocrinol Metab 1983; 56:802-807.

24. Bertagna XY, Nicholson WE, Pettengill OS, Sorenson GD, Mount CD, Orth DN. Ectopic production of high molecular weight calcitonin and corticotropin by human small cell carcinoma cells in tissue culture:evidence for seperate precursors. J Clin Endocrinol Metab 1978; 47:1390-1393.

25. Bertsch T, Richter A, Hofheinz H, Bohm C, Hartel M, Aufenanger J. Procalcitonin. A new marker for acute phase reaction in acute pancreatitis. Langenbecks Arch Chir 1997; 382:367-372.

26. Bienvenu J, Monneret G, Isaac G, Bienvenu F, Putet G, Floret G. Procalcitonin in bacterial and viral infections in premature infants and neonates. Shock 1997; suppl.1.

27. Bohuon C, Petitjean S, Assicot M. Blood Procalcitonin is a new biological marker of the human septic response. New data on the specifity. Clin Intens Care suppl. 2 1994; 5:88.

28. Bone RC. Definitions for sepsis and organ failure. Crit Care Med 1992; 19:973-976.

29. Bracq S, Machason M. Calcitonin gene expression in normal human liver. FEBS 1993; 331:14-18.

30. Brain SD, Tippins JR, Morris HR, MacIntyre K, William TJ. Potent Vasodilatator activity of calcitonin gene-related peptide in human skin. J Invest Dermatol 1986; 87:533-536.

31. Brucker A. Einfluss von Procalcitonin (PCT) auf die Stimulation von Zytokinen, cycloAMP und Eicosanoiden in ausgewählten ex-vivo und in-vitro Modellen. Dissertation, FAU Erlangen-Nürnberg 1999.

33 Brunkhorst FM, Eberhard OK, Brunkhorst R. Early identification of biliary pancreatitis with PCT. Am J Gastroenterol 1998; 93:1191-1192.

34. Brunkhorst FM, Eberhard OK, Brunkhorst R. Early identification of biliary pancreatitis with procalcitonin (letter). Am J Gastroenterol 1998; 93:1191-1192.

35. Brunkhorst FM, Forycki ZF, Beier W, Wagner J. Early identification of biliary pancreatitis with PCT. A new inflammatory parameter. Gut 1995; 37 suppl. 2:111.

36. Brunkhorst FM, Forycki ZF, Wagner J. Procalcitonin immunoreactivity in severe human shock. Intens Care Med 1995; 21 suppl. 1:12.

37. Brunkhorst FM, Forycki ZF, Wagner J. Discrimination of infectious and non-infectious etiologies of the adult respiratory distress syndrome (ARDS) with procalcitonin immunoreactivity. Clin Intens Care 1995; 6:3.

38. Brunkhorst FM, Forycki ZF, Wagner J. Frühe Identifizierung der biliären Pankreatitis durch Procalcitonin – Immunreaktivität – vorläufige Ergebnisse. Chir Gastroenterol 1995; 11 suppl 2:47-50.

39. Brunkhorst FM, Forycki ZF, Wagner J. Lebensbedrohliches Glottisödem und pulmonales Hyperpermieabilitätsödem (ARDS) nach Enalapril-Exposition. Differentialdiagnostische Bedeutung der Procalcitonin-Immunreaktivität. Intensivmedizin und Notfallmedizin 1995; 32:493.

40. Brunkhorst FM, Heinz U, Forycki ZF. Kinetics of procalcitonin in iatrogenic sepsis. Intens Care Med 1998; 24:888-892.

41. Brunkhorst FM, Forycki ZF, Wagner J. Identification of immunactivation of infectious origin by procalcitonin-immunoreactivity in different body fluids. Clin Intens Care (Abstract) 1997; 7:41.

42. Camas P, Leddoux D, Vrinats Y, de Groote D, Franchimont P, Lamy M. Cytokine serum level during severe sepsis in human. Il-6 as a marker of severity. Ann Surg 1992; 215:356-362.

43. Carsin H, Assicot M, Feger F, Roy O, Pennacino I, Le Bever H, et al. Evolution and significance of circulating procalcitonin levels compared with IL-6, TNFa and endotoxin levels early after thermal injury. Burns 1997; 23:218-224.

44. Castillo MJ, Scheen AJ, Lefebvre PJ. Amylin/islet amyloid polypeptide: Biochemistry, physiology, patho-physiology. Diabet Metab 1995; 21:3-25.

45. Chiesa C, Panero A, Rossi N, Stegagno M, De Giusti M, Osborn JF, et al. Reliability of procalcitonin concentrations for the diagnosis of sepsis in critically ill neonates. Clin Infec Dis 1998; 26:664-672.

46. Dandona P, Nix D, Wilson MF, Aljada A, Love J, Assicot M, et al. Procalcitonin increase after endotoxin injection in normal subjects. J Clin Endocrinol Metab 1994; 79:1605-1608.

47. Davis TME, Assicot M, Bohuon C, St.John A, Li GQ, Ahn TK. Serum Procalcitonin concentrations in acute malaria. Trans R Soc Trop Med Hyg 1994; 88:670-671.

48. Davis TME, Li GQ, Sponcor JL, St.John A. Serum ionized calcium, serum and intracellular phospate, and serum parathormone concentrations in acute malaria. Trans R Soc Trop Med Hyg 1993; 87:49-53.

49. de Werra I, Jaccard C, Corradin SB, Chiolero R, Yersin B, Gallati H, et al. Cytokines, nitrite/nitrate, soluble tumor necrosis factor receptors, and procalcitonin concentratins: Comparisons in patients with septic shock, cardiogenic shock, and bacterial pneumonia. Crit Care Med 1997; 25:607-613.

50. Eberhard OK, Haubitz M, Brunkhorst FM, Kliem V, Koch KM, Brunkhorst R. Usefulness of procalcitonin for differentiation between activity of systemic autoimmune disease (systemic lupus erythematosus/systemic antineutrophil cytoplasmatic antibody-associated vasculitis) and invasive bacterial infection. Arthritis Rheum 1997; 40:1250-1256.

51. Eberhard OK, Haubitz M, Brunkhorst FM, Kliem V, Koch KM, Brunkhorst R. Usefulness of procalcitonin for differentiation between activity of systemic autoimmune disease (systemic lupus erythematosus/systemic antineutrophil cytoplasmic antibody-associated vasculitits) and invasive bacterial infection. Arthritis Rheum (Abstract) 1997; 40:1250-1256.

52. Eberhard OK, Langefeld I, Kuse E, Brunkhorst FM, Kliem V, Schlitt HJ, et al. Procalcitonin in the early phase after renal transplantation – will it add to diagnostic accuracy? Clin Transplant 1998; 12:206-211.

53. Engelmann L, Gundelach K, Pilz U, Werner M. Procalcitoinin (PCT) and its relationship to endotoxin (ETX) in sepsis. Intens Care Med 1996; 22, suppl.3:333.

54. Fabel H, Schulz A. Parameter zur Diagnose und Verlaufsbeurteilung von Infektionen in der Intensivmedizin. Intensivmed 1997; 34:466-471.

55. Findlay DM, Martin TJ. Receptors of calciotropic hormones. Horm Metab Res 1997; 29:128-134.

56. Fleischhack G, Cipic D, Bode U. PCT in neutropenic children. Intens Care Med 2000; suppl. in press.

57. Fleischhack G, Cipic D, Kambeck I, Ngampolo D, Hasan C, Bode U. Procalcitonin - A sensitive marker of severe infections in neutropenic patients. (Abstract) 3rd Int Symp on Febrile Neutropenia Brussels, Dec 10-13, 1997.

58. Foce T, Bonventre JV, Flannery MR, Gorn AH, Yamin M, Goldring SR. A cloned procine renal calcitonin receptor couples to adenylyl cyclase and phospholipase C. Calcitonin Receptor Signal Transduction 1992; 1:F1110-F1115.

59. Gardinali M, Padalino P, Suffredini A, Martich GD, Hoffmann A, et al. Complement activation and polymorphonuclear neutrophil leukocyte elastase in sepsis. Arc Surg 1992; 127:1219-1224.

60. Gendrel D, Assicot M, Raymond J, Moulin F, Francoul C, Badoual J, et al. Procalcitonin as a marker for the early diagnosis of neonatal infection. J Pediatrics 1996; 128:570-573.

61. Gendrel D, Raymond J, Assicot M, Moulin F, Iniguez JL, Lebon P, et al. Measurement of procalcitonin levels in children with bacterial and viral meningitis. Clin Infect Dis 1997; 24:1240-1242.

62. Gendrel D, Raymond J, Assicot M, Moulin F, Lacombe C, Bergeret M, et al. Procalcitonin, IL-6 and C-reactive protein in children with severe bacterial or viral infection. 15th annual meeting of the ESPID (Abstract) 1997.

63. Gerard Y, Hober D, Assicot M, Alfandari S, Ajana F, Bourez JM, et al. Procalcitonin as a marker of bacterial sepsis in patients infected with HIV-1. J Infect 1997; 35:41-46.

64. Gerard Y, Hober D, Petitjean S, Assicot M, Bohuon C, Mouton Y, et al. High serum procalcitonin level in a 4-year old liver transplant recipient with disseminated candidiasis. Infection (letter) 1995; 23:310-311.

67. Gramm HJ, Beier W, Zimmermann J, Oedra N, Hannemann L, Boese-Landgraf J. Procalcitonin (ProCT) - A biological marker of the inflammatory response with prognostic properties. Clin Intens Care 1995; 6 suppl. 2:71.

68. Gramm HJ, Dollinger P, Beier W. Procalcitonin - ein neuer Marker der inflammatorischen Wirtsantwort. Longitudinalstudien bei Patienten mit Sepsis und Peritonitis. Chir Gastroenterol 1995; 11, suppl. 2:51-54.

69. Gramm HJ, Hannemann L. Acitivity markers for the inflammatory host response and early criteria of sepsis. Clin Intens Care 1996; 7, suppl.1:1-3.

70. Hack CE, De Groote ER, Felt-Bersma RJF, et al. Increased plasma levels of interleukin-6 in sepsis. Blood 1989; 74:1704-1710.

71. Ham J, Ellison ML, Lymoden J. Tumor calcitonin. Interaction with specific calcitonin receptors. Biochem J 1980; 190:545-550.

72. Hammer C, Staehler M, Reichart B, Schildberg FW. Differentialdiagnostik der akuten Abstossungsreaktion von Infektionen mit Procalcitonin und Zytokinen. Acta Chirurgica Austria 1997; suppl. 1:334.

73. Hammer S, Meisner F, Dirschedl P, Höbel G, Fraunberger P, Meiser B, Reichardt B, Hammer C. Procalcitonin: a new marker for diagnosis of acute rejection and bacterial infection in patients after heart and lung transplantation. Transplant Immunology 1998; 6:235-241.

74. Hammer S, Meisner F, Fraunberger P, Meiser B, Stangl M, Hammer C. Procalcitonin - Differentialdiagnose von Abstossungsreaktionen und nicht-viralen Infektionen bei Transplantationspatienten. Tx Med 1999; II:54-58

75. Hatherill M, Jones G, Lim E, Tibby M, Murdoch IA. Procalcitonin aids diagnosis of adrenocortical failure. Lancet 1997; 350:1749-1750.

76. Hensel M, Volk T, Döcke WD, Kern F, Tschirna D, Egerer K, et al. Hyperprocalcitoninemia in patients with noninfectious SIRS and pulmonary dysfunction associated with cardiopulmonary bypass. Anesthesiology 1998; 89:93-104.

77. Hergert M, Lestin HG, Scherkus M, Brinker K, Klett I, Stranz G, et al. Procalcitonin in patients with sepsis and polytrauma. Clin Lab 1998; 44:659-670.

78. Hollenstein U, Looareesuwan S, Aichelburg A, Thalhammer F, Stoiser B, Amradee S, et al. Serum procalcitonin levels in severe Plasmodium falciparum malaria. Am J Trop Med Hyg 1998; 59:860-863.

79. Huber W, Schweigart U, Bottermann P. Failure of PCT to indicate severe fungal infection in two immunodeficient patients. Infection 1997; 25:377-378.

80. Jacobs JW, Lund PK, Potts JT, Bell NH, Habener JF. Procalcitonin is a glycoprotein. J Biol Chem 1981; 256:2803-2807.

81. Janoff A. Elastase in tissue injury. Ann Rev Med 1985; 36:207-216.

82. Joyce CD. CGRP levels are elevated in patients with sepsis. Surgery 1990; (108)1097-1101.

83. Kern F, Döcke WD, Kern H, Reinke P, Jacobi C, Falke K, et al. Correlation of procalcitonin with standard immunologic parameters in ICU-patients. Shock (Abstract) 1997; 7:64.

84. Kilger E, Pichler B, Goetz AE, Rank N, Welte M, Morstedt K, et al. Procalcitonin as a marker of systemic inflammation after conventional or minimal invasive coronary artery bypass grafting. Thorac Cardiovasc Surg 1998; 46:130-133.

85. Kormos RL, Murali S, Dew MA, Aritage JM, Hardesty RL, Borovetz HS, et al. Chronic mechanical circulatory support: rehabilitation, low morbidity, and superior survival. Ann Thorac Surg 1994; 57:51-57.

86. Kou E, Giamarellos-Bourboulis J, Petrikkou E, Petrikkos G, Giamarellou H. Plasma procalcitonin (PCT) as a parameter of infection in febrile neutropenic patients. Abstract on the ICAAC, Ontario, 1997.

87. Kuhn P, Donato L, Coumaros G, Jernite M, Messer J. Interleukin-6 (Il-6) and procalcitonin (PCT) as markers for the early diagnosis of neonatal bacterial infection. 15th anual meeting of ESPID (Abstract) 1997.

88. Kuse ER, Langefeld I, Jaeger K, Külpmann WR. Procalcitonin in fever of unkown origin (FUO) following liver transplantation - a parameter to differentiate acute rejection from infection. Intens Care Med 2000; in press.

89. Langefeld I, Schulzeck P, Schlitt HJ, Oldhafer K, Jaeger K, Kuse E-R. Procalcitonin (PCT) zur Differenzierung zwischen Infektion und Abstossung beim Transplantierten mit FUO. AINS 1997; 32:10.7.

90. Lapillonne A, Basson E, Tourneur F, Monneret G, Isaac C, Picaud JC, et al. Procalcitonin (PCT) in diagnosis of bacterial infections in newborns. 15th annual meeting of ESPID (Abstract), 1997.

91. Le Moullec JM, Jullienne A, Chenais J, Lasmoles F, Guliana JM, Milhaud G, et al. The complete sequence of human preprocalcitonin. FEBS 1984; 167:93-97.

92. Leon A, Lepouse C, Cousson J, Raclot P, Suinat JL, Assicot M, et al. Procalcitonin concentrations in pleural effusion as a marker of human septic response. Shock, suppl. (Abstract) 1995.

93. Lestin F, Lestin HG, Burstein O, Anders O, Freund M. Vorläufige Erfahrungen mit Procalcitonin, C-reaktivem Protein, Neopterin, ausgewählten Zytokinen und Hämostaseparametern an Patienten mit malignen hämatologischen Erkrankungen, bei zytostatikainduzierter Neutropenie und Fieber. Hämostase und Entzündung Hrsg O Anders, J Jacob Weller-Verlag, Neckargemünd, 1998 1998; 1:40-52.

94. Lietzmann A. Untersuchungen zum Syntheseort und zur Induktion des neuen Infektionsparameters Procalcitonin. Dissertation, FAU-Erlangen-Nürnberg 1999.

96. Lowry SF, Calvano SE, van der Poll T. Measurements of inflammatory mediators in clinical sepsis. In: Sibbald WJ, Vincent JL (eds) Clinical trials for the treatment of sepsis Springer, Berlin Heidelberg 1995; 1:86-105.

97. Marnitz R, Zimmermann J, Gramm H-J. Plasma procalcitonin elevation is part of the inflammatory response to major surgery. Shock (Abstract) 1997; 7:124.

98. Marty C, Misset B, Tamion F, Fitting C, Carlet J, Cavaillon JM. Circulating interleukin-8 concentrations in patients with multiple organ failure of septic and nonseptic origin. Crit Care Med 1994; 22:673-679.

99. Marx SJ, Aurbach GD, Gavin JR, Buell DW. Calcitonin receptors on cultured human lymphocytes. J Biol Chem 1974; (249):6812-6816.

100. Meisner M, Hutzler A, Tschaikowsky K, Harig F, von der Emde J. Postoperative plasma concentration of procalcitonin and C-reactive protein in patients undergoing cardiac and thoracic surgery with and without cardiopulmonary bypass. Cardiovasc Engineering 1998; 3:174-178.

101. Meisner M, Schmidt J, Huettner H, Tschaikowsky K. The natural elimination rate of procalcitonin in patients with normal and impaired renal function. Intens Care Med 2000; suppl. in press.

102. Meisner M, Tschaikowsky K, Beier W, Schüttler J. Procalcitonin (PCT) - ein neuer Parameter zur Diagnose und Verlaufskontrolle von bakteriellen Entzündungen und Sepsis. Anästhesiologie und Intensivmedizin 1996; 10 (37):529-539.

103. Meisner M, Tschaikowsky K, Hutzler A, Schick C, Schüttler J. Postoperative plasma concentrations of procalcitonin after different types of surgery. Intens Care Med 1998; 24:680-684.

104. Meisner M, Tschaikowsky K, Hutzler A, Schmidt J, Harig F, von der Emde J. Postoperative plasma concentrations of procalcitonin and C-reactive protein after cardiothoracic surgery with and without extracorporeal circulation. Brit J Anaesth 1998; 80, suppl. 1:79.

105. Meisner M, Tschaikowsky K, Palmaers T, Schmidt J. Comparison of procalcitonin (PCT) and C-reactive protein (CRP) plasma concentrations at different SOFA scores during the course of sepsis and MODS. Critical Care 1999; 3:45-55.

106. Meisner M, Tschaikowsky K, Palmaers T, Schmidt J, Mangold G, Schüttler J. Comparison of procalcitonin (PCT) and C-reactive protein (CRP) plasma concentrations at different APACHE II scores during the course of sepsis and MODS. Anaesthesiology (Abstract) 1997; 87:243.

107. Meisner M, Tschaikowsky K, Palmaers T, Spegel K. Procalcitonin (PCT) and CRP: Comparison of plasma concentrations at different SOFA-scores during the course of sepsis and MODS. Shock (Abstract) 1997; 8:47.

108. Meisner M, Tschaikowsky K, Palmaers T, Spegel K, Schüttler J. Prognostische Bedeutung von Procalcitonin (PCT) bei Patienten mit Sepsis und systemischer Inflammation. Anaesthesiol Intensivmed Notfallmed Schmerzther (Abstract) 1997; 32:177.

109. Meisner M, Tschaikowsky K, Palmers T, Prudlo U, Höfig J, Schüttler J. Procalcitonin und CRP bei Sepsis und Multiorganversagen: Korrelation zu APACHE II und SOFA-Score ? Anästhesist (Abstract) 1996; 45 suppl 2:170.

110. Meisner M, Tschaikowsky K, Schmidt J, Schüttler J. Procalcitonin (PCT) - Indications for a new diagnostic parameter of severe bacterial infection and sepsis in transplantation, immunosuppression and cardiac assist devices. Cardiovasc Engineering 1996; 1:1-10.

111. Meisner M, Tschaikowsky K, Schnabel S, Schmidt J, Katalinic A, Schüttler J. Procalcitonin - Influence of temperature, storage, anticoagulation and arterial or venous asservation of blood samples on procalcitonin concentrations. Eur J Clin Chem Clin Biochem 1997; 35(8):597-601.

112. Meisner M, Tschaikowsky K, Spiessl C, Schüttler J. Procalcitonin - a marker or modulator of the acute immune response ? Intens Care Med 1996; 22 suppl 1:14.

113. Mimoz O, Benoist JF, Edouard AR, Assicot M, Bohuon C, Samii K. Procalcitonin and C-reactive protein during the early posttraumatic systemic inflammatory response syndrome. Intens Care Med 1998; 24:185-188.

114. Monneret G, Labaune JM, Isaac C, Bienvenu F, Putet G, Bienvenu J. Procalcitonin and C-reactive protein levels in neonatal infections. Acta Paediatr 1997; 86:209-212.

115. Moosig F, Csernok E, Reinhold-Keller E, Schmitt W, Gross WL. Elevated procalcitonin levels in active Wegeners granulomatosis. J Rheumatol 1998; 25:1531-1533.

116. Murray JF, Matthay MA, Luce JM, Flick MR. An expanded definition of the adult respiratory distress syndrome. Am Rev Respir Dis 1998; 138:720-723.

117. Nevalainen TJ. Serum phospholipases A2 in inflammatory diseases. Clin Chem 1993; 39:2453-2459.

118. Nylen E, Jeng J, Jordan MH, Snider R, Thompson K, Lewis MS, et al. Late pulmonary sequela following burns:persistence of hyperprocalcitoninemia using a 1-57 amino acid N-terminal flanking peptide assay. Respir Med 1995; 89:41-46.

119. Nylen E, O'Neill WJ, Jordan MH, Snider R, Moore CF, Lewis MS, et al. Serum Procalcitonin as an index of inhalation injury in burns. Horm Metab Res 1992; 24:439-442.

120. Nylen E, Snider R, Thompson KA, Rohatgi P, Becker KL. Pneumonitis-associated hyperprocalcitoninemia. Am J Med Sci 1996; 312:12-18.

121. Nylen ES, Linnoila RI, Snider RH, Tabassina AR. Comparative studies of hamster calcitonin from pulmonary endocrine cell in vitro. Peptides 1987; 8:972-982.

122. Nylen ES, Snider RH, Keith A, Thompson BS, Rohatgi P, Becker KL. Pneumonitis-associated hyperprocalcitoninemia. Am J Med Sci 1996; 312:12-18.

123. Nylen ES, Whang KT, Snider RH, Steinwald PM, White JC, Becker KL. Mortality is increased by procalcitonin and decreased by an antiserum reactive to procalcitonin in experimental sepsis. Crit Care Med 1998; 26:(6)1001-1006.

124. O'Neill WJ, Jordan MH, Lewis MS, Snider R, Moore CF, Becker KL. Serum calcitonin may be a marker for inhalation injury in burns. J Burn Care Rehabil 1992; 13:605-616.

125. Oberhoffer M, Bitterlich A, Hentschel T, Meier-Hellmann A, Vogelsang H, Reinhart K. Procalcitonin (ProCT) correlates better with the ACCP/SCCM consensus conference definitions than other specific markers of the inflammatory response. Clin Intens Care 1996; 7, suppl.1:46.

126. Oberhoffer M, Bögel D, Meier-Hellmann A, Vogelsang H, Reinhart K. Procalcitonin is higher in non-survivors during the clinical course of sepsis, severe sepsis and septic shock. Intens Care Med (Abstract) 1996; 22:A245.

127. Oberhoffer M, Karzai W, Meier-Hellmann A, Bogel D, Fassbinder J, Reinhart K. Sensitivity and specificity of various markers of inflammation for the prediction of TNF-α and IL-6 in patients with sepsis. Crit Care Med 1999; 27(9):1814-1818.

128. Oberhoffer M, Karzai W, Meier-Hellmann A, Reinhart K. Procalcitonin - ein neuer Indikator der systemischen Reaktion auf schwere Infektionen. Anaesthesist 1998; 47: 581-587.

129. Oberhoffer M, Stonans I, Russwurm S, Stonane E, Vogelsang H, Junker U, Jäger L, Reinhart K. Procalcitonin expression in human peripheral blood mononuclear cells and its modulation by lipopolysaccharides and sepsis related cytokines in vitro. J Lab Clin Med 1999; 134:49-55.

130. Oberhoffer M, Vogelsang H, Jäger L, Reinhart K. Katacalcin and calcitonin immunoreactivity in different types of leukocytes indicates intracellular procalcitonin content. J Crit Care 1999; 14:29-33.

131. Oberhoffer M, Vogelsang H, Russwurm S, Hartung T, Reinhart K. Outcome predicition by traditional and new markers of inflammation in patients with sepsis. Clin Chem Lab Med 1999; 37(3):363-368.

132. Oezcueruemez-Porsch M, Kunz D, Hardt PD, Fadgyas T, Kress O, Schulz HU, et al. Diagnostic relevance of interleukin pattern, acute-phase proteins, and procalcitonin in early phase of post-ERCP pancreatitis. Dig Dis Sci 1998; 43:1763-1769.

133. Pacher R, Redl H, Fraas M, Petzl DH, Schuster E, Woloszczuk W. Relationship between neopterin and granulocyte elastase plasma levels and the severity of multiple organ failure. Crit Care Med 1989; 17:221-226.

134. Pahlke K, Oberhoffer M, Karzai W, Meier-Hellmann A, Reinhart K. Procalcitonin – Eigenschaften eines neuen Parameters bei schweren bakteriellen Infektionen und Sepsis. Intensivmed 1997; 34:381-387.

135. Pannen B, Robotham J, Teppo A. The acute phase response. New Horiz 1995; 3:183-197.

136. Petitjean S, Assicot M. Etude de l'immunoreactivite calcitonine-like au cours des processus infectieux. Diplome d'etudes approfondies de biotechnologie, 1993; Université Paris V:1-29.

137. Petitjean S, Mackensen A, Engelhardt R, Bohuon C. Induction de la procalcitonine circulante après administration intraveneuse d'endotoxine chez l'homme. Act Pharm Biol Clin 1994; 265-268.

138. Pruzanski W, Wilmore DW, Sufredini A, Martich GD, Hoffmann AG, et al. Hyperphospholipasemia A2 in human volunteers challenged with intravenous endotoxin. Inflammation 1992; 19:561-570.

139. Rangel-Frausto MS, Pittet D, Costigan M, Hwang T, Davis C, Wenzel RP. The natural history of the systemic inflammatory response syndrome (SIRS). JAMA 1995; 273:117-123.

140. Rau B, Steinbach G, Baumgart K, Gansauge F, Grünert A, Beger HG. The clinical value of procalcitonin in the prediction of infected necrosis in acute pancreatitis: an update on expericence. Intens Care Med 2000; suppl: in press.

141. Rau B, Steinbach G, Gansauge F, Mayer M, Grünert A, Beger HG. The role of procalcitonin and interleukin-8 in the prediction of infected necrosis in acute pancreatitis. Gut 1997; 41:832-840.

142. Reinhart K. Procalcitonin: A new marker of severe infections and sepsis. Intensive care capita selecta, Ed J Bakker, Utrecht 1997; ISBN 90-72651-13-8:343-349.

143. Reinhart K, Wiegand-Lohnert C, Grimminger F, Kaul M, Withington S, Treacher D, et al. Assessment of the safety and efficacy of the monoclonal anti-tumor necrosis factor antibody-fragment, MAK 195F, in patients with sepsis and septic shock: a multicenter, randomized, placebo-controlled, dose-ranging study. Crit Care Med 1996; 24:733-742.

144. Reith HB, Lehmkuhl P, Beier W, Högby B. Procalcitonin - ein prognostischer Infektionsparameter bei der Peritonitis. Chir Gastroenterol 1995; 11 suppl 2:47-50.

145. Reith HB, Mittelkötter U, Debus ES, Kussner C, Thiede A. Procalcitonin in early detection of postoperative complications. Dig Surg 1998; 15:260-265.

146. Reith HB, Mittelkötter U, Debus ES, Lang J, Thiede A. Procalcitonin (PCT) immunreactivity in critical ill patients on a surgical ICU. The Immune Consequences of Trauma, Shock and Sepsis, Edit. Monduzzi Editore, Bologna 1997; 1:673-677.

147. Reith HB, Mittelkötter U, Endter F, Thiede A. Procalcitonin (PCT) – Anwendungsmöglichkeiten in der Chirurgie. Jahrbuch der Chirurgie, Biermann-Verlag, Köln, Germany 1999.

148. Rinalta EM, Nevalainen TJ. Group II phospholipases As in sera of febrile patients with microbiologically or clinically documented infections. Clin Infect Dis 1993; 27:864-870.

149. Rosenfeld MG, Mermod JJ, Amara SG, Swanson LW, Sawchenko PE, Rivier J, et al. Production of a novel neuropeptide encoded by the calcitonin gene via tissue-specific RNA processing. Nature 1983; 304:129-135.

150. Schmidt J, Meisner M, Tschaikowsky K, Schüttler J. Procalcitonin moduliert die proinflammatorische Zytokinfreisetzung in vitro. Anaesthesiol Intensivmed Notfallmed Schmerzther (Abstract) 1997; 32:171.

151. Schwenger V, Sis J, Breitbart A, Andrassy K. CRP levels in autoimmune disease can be specified by measurement of procalcitonin. Infection 1998; 26:274-276.

152. Smith MD, Suputtamongkol Y, Chaowagul W, Assicot M, Bohuon C, Petitjean S, et al. Elevated serum procalcitonin levels in patients with melioidosis. Clin Infect Dis 1995; 20:641-645.

153. Snider RH, Nylen ES, Becker KL. Procalcitonin and its component peptides in systemic inflammation: immunochemical characterization. J Investig Med 1997; 45:552-560.

154. Snider RH, Silva OL, Moore CF, Becker KL. Immunochemical heterogeneity of calcitonin in man: effect on radio-immunoassay. Clin Chem Acta 1977; 76:1-14.

155. Staehler M, Hammer C, Meiser B, Fürst H, Reichart B, Schildberg FW. Differential diagnostic of acute rejection and infection with procalcitonin and cytokines. Langenbecks Arch Chir /Forumband 1997; 1:205-209.

156. Staehler M, Hammer C, Meiser B, Reichart B. Procalcitonin: a new marker for differential diagnosis of acute rejection and bacterial infection in heart transplantation. Transplant Proc 1997; 29:584-585.

158. Staehler M, Überfuhr P, Reichart B, Hammer C. Differentialdiagnostik der Abstossungsreaktion und Infektion bei herztransplantierten Patienten: neue Wege mit Zytokinen und Procalcitonin als Marker. Transplantationsmedizin 1997; 9:44-50.

159. Steinwald PM, Becker KL, Nylen ES, Snider RH, White JC. Hyperprocalcitonemia of e.coli sepsis in a hamster model: association with hypocalcemia and hyperphosphatemia. Abstract on the 10th Internat Congress of Endocrinology, June 1996, San Francisco, CA 1998.

160. Tabassian AR, Nylen E, Giron AE, Snider R, Cassidy MM, Becker KL. Evidence for cigarette smoke-induced calcitonin secretion from lungs of man and hamster. Life Sci 1988; 42:2323-2329.

161. Ueyama M, Maruyama I, Osame M. Marked increase in plasma interleukin-6 in burn patients. J Lab Clin Med 1992; 120:693-698.

162. Vincent JL, Moreno R, Takala J, Willats S, De Medonca A, Bruining H, et al. The SOFA (Sepsis-related Organ Failure Assessment) score to describe organ dysfunction/failure. Intens Care Med 1996; 22:707-710.

163. von Heimburg D, Khorram R, Stieghorst W, Bahm J, von Saldern S. Procalcitonin (PCT) als diagnostischer und prognostischer Parameter im Krankheitsverlauf des Schwerstbrandverletzten. Handchir Mikrochir Plast Chir 1996; 28:1.

164. von Heimburg D, Stieghorst W, Khorram-Sefat R, Pallua N. Procalcitonin – a sepsis parameter in severe burn injuries. Burns 1998; 24:745-750.

165. Waydhas C, Nast-Kolb D, Jochum M, Trupka A, Lenk S, Fritz H, et al. Inflammatory mediators, infection, sepsis, and multiple organ failure after severe trauma. Arch Surg 1992; 127:460-467.

166. Whang KT, Steinwald PM, White JC, Nylen ES, Snider RH, Simon GL, et al. Serum calcitonin precursors in sepsis and systemic inflammation. J Clin Endocrinol Metab 1998; 83:3296-3301.

167. Wildling E, Pusch F, Aichelburg A, Zimpfer M, Weinstabl C. Procalcitonin is elevated in patients after severe injury. Intens Care Med (Abstract) 1997; 23:S62.

168. Zaidi M, Moonga BS, Bevis PJR, Alam ASMT, Legon S, Wimalawansa S, et al. Expression and function of the calcitonin gene products. Vitam Horm 1991; 46:(87)164.

169. Zeni F, Viallon A, Assicot M, Tardy B, Vindimian M, Page Y, et al. Procalcitonin serum concentrations and severity of sepsis. Clin Intens Care suppl 2 1994; 5:89-98.

170. Zintl F, Sauer M, Fuchs D, Hermann J, Reinhart K. High serum procalcitonin (PCT) concentrations in children and adults after hemopoietic stemm cell transplantation(HSCT) - an indicator for poor prognosis in severe infections. Blood, 1996; 88 suppl. 1:266.

171. Russwurm S, Wiederholt M, Oberhoffer M, Stonans I, Peiker G, Reinhart K. Procalcitonin als monozytärer Marker für die Frühdiagnostik bei septischem Abort. Z Geburtsh Neonatol 1999; 203:1-4.

172. Meisner M, Lohs T, Hüttemann E, Schmidt J, Reinhart K. The plasma elimination rate and urinary secretion of PCT in patients with normal and impaired renal function. Anesthesiology 1999; 91 Suppl. 3A:A236.

173. Meisner M, Lohs T, Hüttemann E, Reinhart K. Elimination of procalcitonin and plasma levels during continuous veno-venous hemofiltration in patients with acute renal failure and sepsis. Intens Care Med 1999; 25 Suppl. 15:76.

174. Meisner M, Lohs T, Hüttemann E, Reinhart K. Elimination of procalcitonin during continuous veno-venous hemodiafiltration in patients with acute renal failure and sepsis. Shock 1999; 12 Suppl.:34.

175. Meisner M. Procalcitonin: Erfahrungen mit einer neuen Meßgröße für bakterielle Infektionen und systemische Inflammation. J Lab Med 1999; 23 (5): 263-272.

176. Meisner M, Rauschmayer C, Schmidt J. Procalcitonin indicates increased risk after cardiovascular surgery. Shock 1999; 12 Suppl.:16-17.

177. Hoffmann G, Seibel M, Smolny M, Schobersberger W: Procalcitonin suppresses inducible nitric oxide synthase in vascular smooth muscle cells. Intens Care Med 1999; 25 Suppl. 1:75.

178. Meisner M, Rotgeri A, Brunkhorst FM. Ein semiquantitativer Schnelltest zur Bestimmung von Procalcitonin. J Lab Med 2000; 2 (in press).

179. Nylen E, Muller B, Snider R, Vath S, Wagner K, White J, Zulewsk H, Vannier E, Habener J, Becker K. Pathophysiological significance of calcitonin precursors in sepsis and systemic inflammation. Shock 1999; 12 Suppl.:14.